究
叢書・知を究める 1

脳科学からみる子どもの心の育ち

認知発達のルーツをさぐる

乾 敏郎［著］

ミネルヴァ書房

脳科学からみる子どもの心の育ち——認知発達のルーツをさぐる

目次

目　次

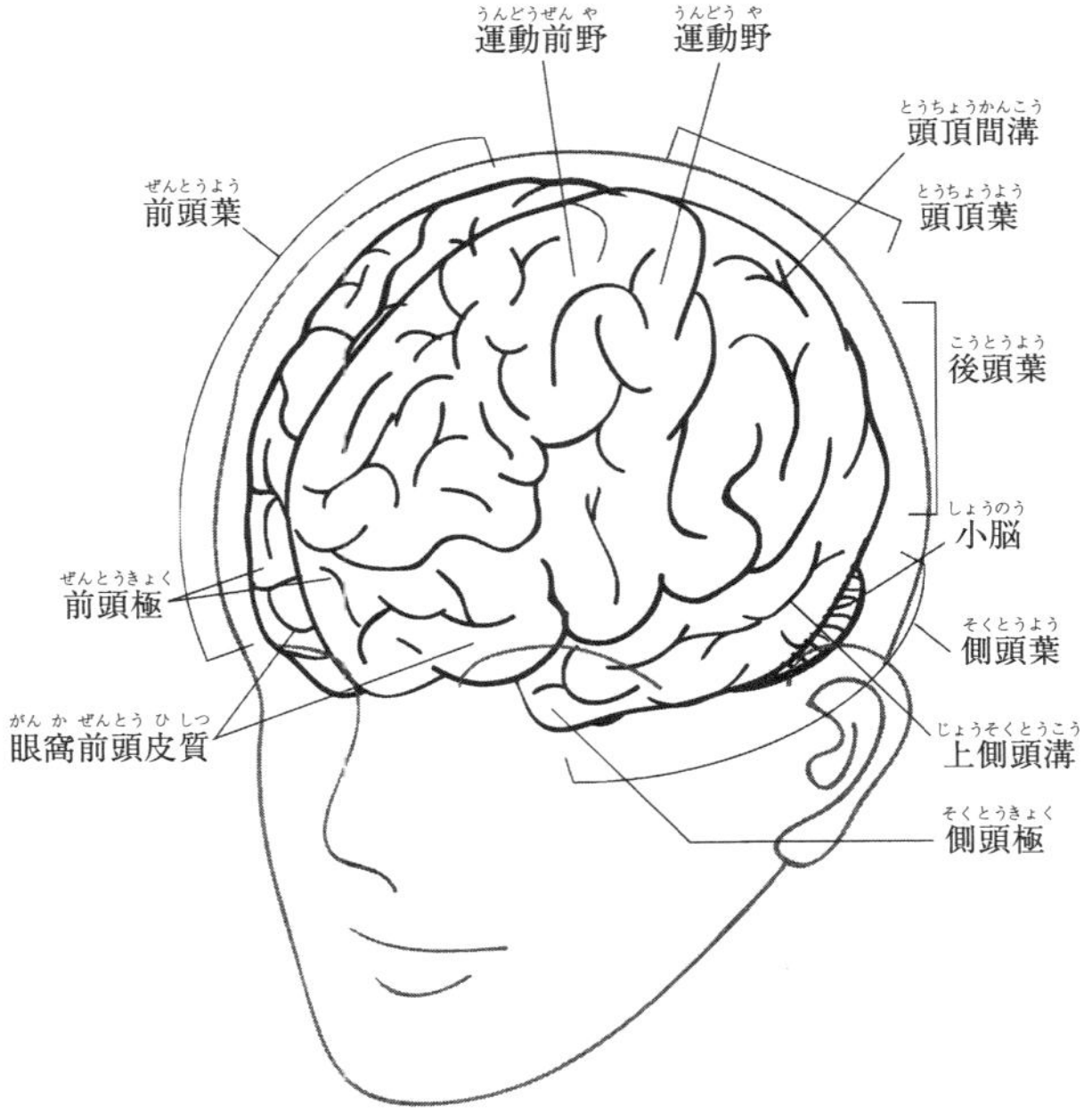

脳の全体像 1

出典：ブレイクモア，S. J. & フリス，U.（2006）脳の学習力――子育てと教育へのアドバイス．乾敏郎，山下博志，吉田千里（訳）岩波書店を改変。

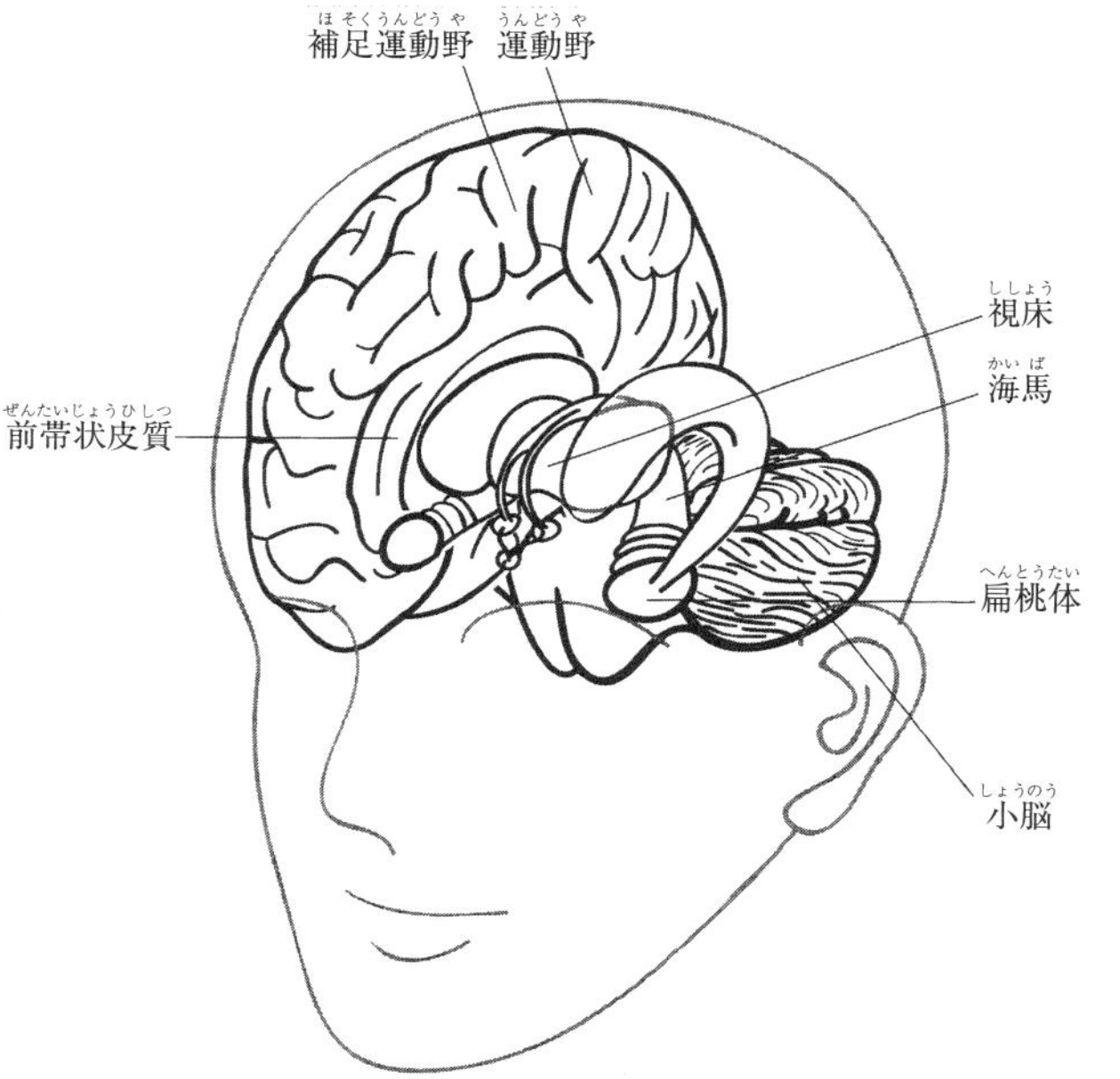

脳の全体像 2

出典：ブレイクモア，S. J. & フリス，U.（2006）脳の学習力——子育てと教育へのアドバイス．乾敏郎，山下博志，吉田千里（訳）岩波書店を改変。

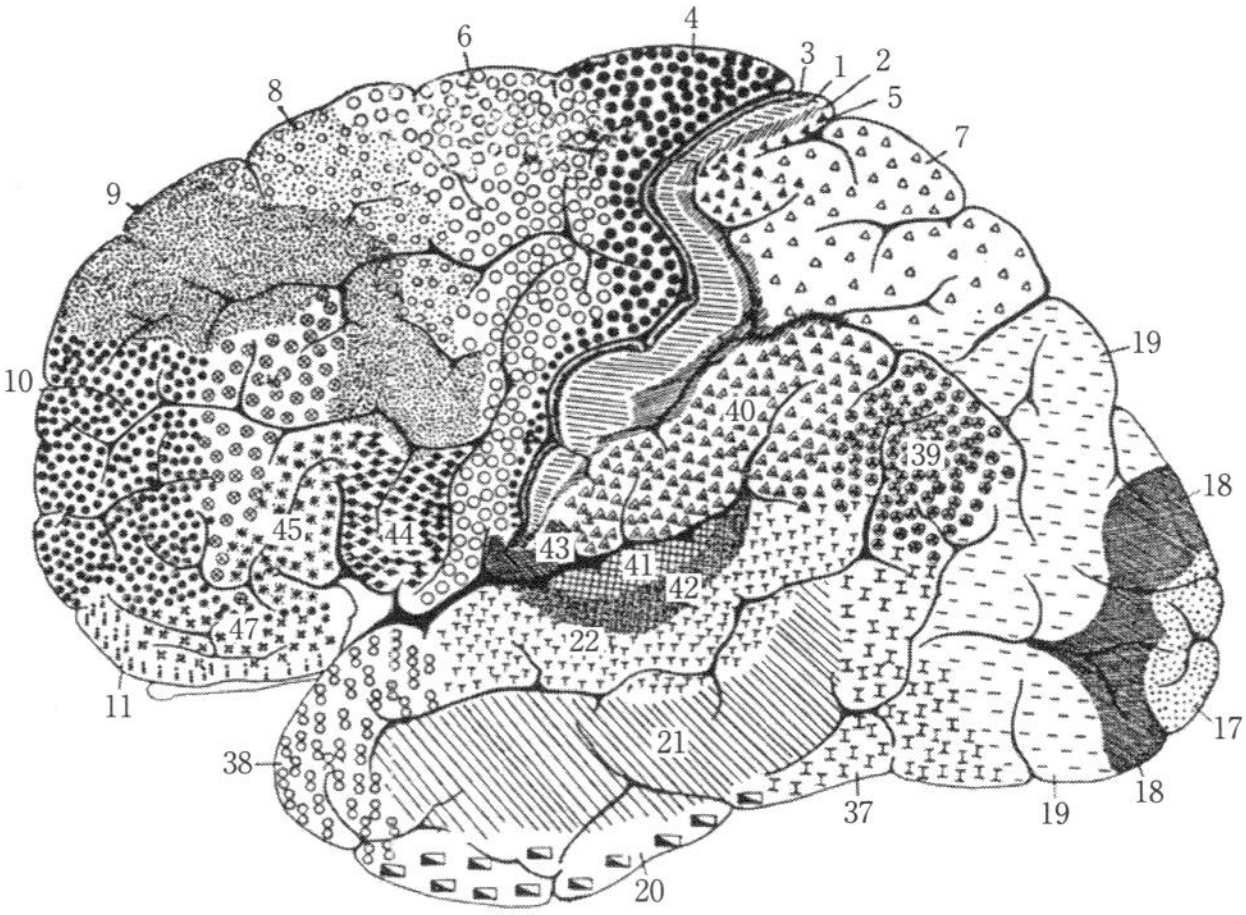
4
6
3
1
2
5
8
7
9
19
10
40
39
18
45
44
43
41
42
47
22
17
11
21
38
37
19
18
20

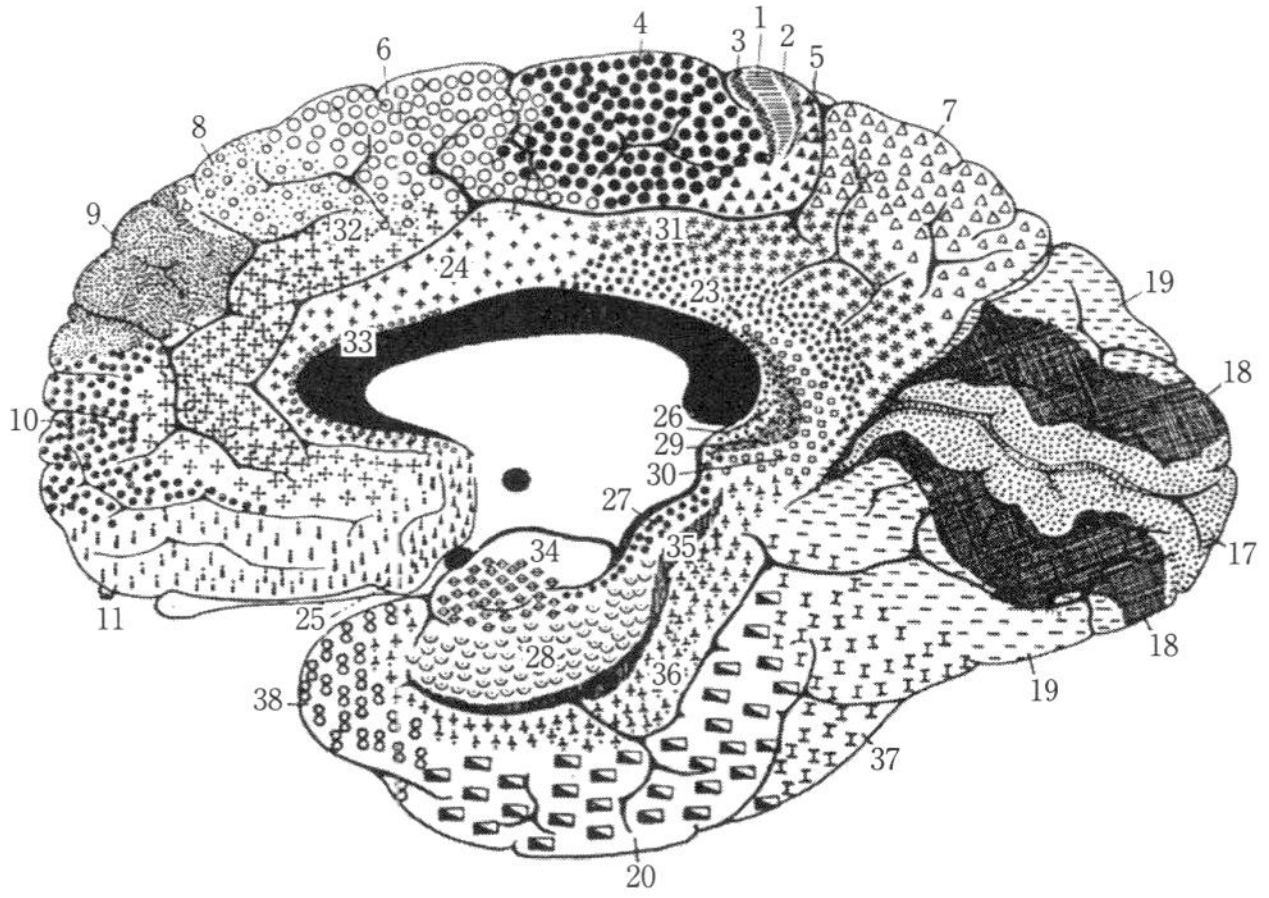
4
1
6
3
2
5
8
7
9
32
31
24
23
19
33
18
26
10
29
30
27
17
34
35
11
25
28
18
36
38
19
37
20

ブロードマンの脳地図

序　認知〝発達〟メカニズムへの道

始まりは「なぜ物が見えるのか」

私たちの脳は、数百億のニューロンと呼ばれる細胞からできています。だから脳を解剖しても、単なる細胞の集合体に過ぎません。しかし、この脳のおかげで、私たちは意識を持ち、外の世界を見たり、夕食のメニューを考えたり、過去の出来事を思い出したり、問題を解決したり、創造性あふれる仕事をたくさん生みだしたりすることができるのです。では、なぜ、細胞の集合体であるにもかかわらず、このようなことが可能なのでしょうか。これが、私が最も関心のある問題です。このような疑問を持ち、最初は、なぜ物が見えるのか、という問題に挑む研究をかなり長い間続けてきました。なぜ見えるのか、ということを突き詰めれば、私たちがどうしてさまざまなことを認識できるのか、という問題を解決できるのではないか、と思ったからです。

しかし、今から一五年くらい前に、このようなアプローチだけでは認識という機能にまつわる問題の解明に辿り着けない、と気が付きました。私たちは身体を使って外の世界にはたらきかけ、そこでさまざまな反応を得ることによってようやく、物事を認識しているのだ、ということに気が付いたからです。例えばコップを例に説明しましょう。コップを見てそれを「コップだ」と答えることが認識です。しかしこれだけでしょうか。コップというものを認識するときには、コップに手を伸ばして水を飲むといった行為を思い出したり、コップを掴んだときに感じる触感覚や重さの体性感覚などを感じたり思い出したりします。

このように、私たちがコップというものを認識するだけでも、自分の行為と対象物や環境から得る感覚情報との相互の関係が重要であることがわかります。つまり、認識という脳の機能を脳だけの問題として解明しようとする考え方自体が間違っており、脳と身体、さらには身体と環境の相互の関係の中で認識というものを考えないといけないのだ、ということに気が付きました。

こうしたわけで、「自己の運動（行為）とそれによって生ずる感覚情報の変化がどのように統合されるのか」という問題を初めて扱うことになりました。これと同時に、体を動かすことによって、自分の感覚がどのように変化するのかを前もって予測するという機能に関する問題も扱うことになりました。予測機能は、人間の認知機能にとって最も重要なのですが、その当時、認知科学や神経科学では、この機能にかかわる問題はほとんど扱われてきませんでした。一九九九年から開始した未来開拓学術研究プロジェクトでは、このような問題を中心に研究に取り組んできました。

ちょうど身体と環境の相互作用の重要性に気が付いた頃（一九九五年）から、機能的ＭＲＩという脳活動の計測装置が京都大学でも使えるようになり、ある機能がはたらいているときに、脳のどの部分がどのように活動しているかを目で見える形で捉えられるようになりました。こうした研究を背景にして、その後私は、認知機能の中で最も高級なもののひとつである言語の処理についてもさまざまな研究を行ってきました。

なぜ私たちは言葉を理解したり話したりすることができるのか、周りのいろいろな人とコミュニケーションをとることができるのか、といった問題にもアプローチしました。ここでの基本的な考え方は、言語はさまざまな感覚と運動を統合して成り立つはたらきであるということです。このように考えると、言語に関してもさまざまな問題を解決することができました。

さらにその後、二一世紀型革新的ライフサイエンスプロジェクト（二〇〇二年開始）や、ERATO浅田共創知能プロジェクト（二〇〇五年開始）などに参加し、これまでの成果を生かして、発達障害や認知発達の問題にも取り組んできました。認知機能は胎児期からどのようにして作り上げられるのか、といった発達的な問題や、コミュニケーション障害といわれる人たちの脳の中ではどのようなことが起きているのか、といった問題に関心を持つようになりました。

電気仕掛けで動く脳と体

先ほど、脳は数百億の細胞からなる組織であるといいましたが、そのことをもう少し詳しく見てみましょう。そもそもニューロンと呼ばれる細胞は、細胞の中でも特殊なもので、電気信号を発生させたり、伝達したり、信号を処理したりする機能を持っています。だから、ニューロンは情報処理のひとつの単位であるといえます。このようなニューロンが数百億個も集まってネットワークを構成していますから、脳は実に大規模な情報処理装置なのです。脳だけに限らず、私たちの身体も、電気信号によって動いています。

例えば、手足が動くのは筋肉が縮んだり緩んだりするからなのですが、この筋肉の収縮は、脳からニューロンを通って電気信号が送られてきて、それが筋肉に届くことで可能になるのです。このような仕組みによって、関節を曲げたり伸ばしたりすることができ、そして私たちは複雑な動作をさまざまに作ることができるのです。心臓も同様に電気信号によって自律的に動いています。脳や筋肉や心臓は、電気仕掛けの機械であるともいえるでしょう。

このような、それぞれの場所で発生する電気信号は、身体の外から記録することができます。脳の電気信号を記録したものは、脳波ですし、心臓や筋肉の電気信号を記録したものは、心電図や筋電図です。

脳への工学者・物理学者たちのアプローチ

脳は、電気信号で情報を処理する大規模な情報処理装置であるとわかりましたが、ではどのようにして、さまざまな機能がはたらくのでしょうか。このような研究はもともと、医学や生物学の分野で進められてきました。しかし、第二次世界大戦の頃に、工学者や物理学者が脳の問題にアプローチするきっかけが作られました。

その中心人物が、ノーバート・ウィーナーです。彼は六歳のときに外国語であるロシア語で詩を吟じ、一四歳でハーバード大学の大学院に入学、その後一八歳で数理論理学に関する研究で博士号を取得したという天才です。彼は、脳の情報処理に関して、さまざまなアイディアを提案しました。中でも最も注目すべきなのは、手足を動かす運動制御とその疾患がフィードバック制御という概念によって正確に説明できるということを初めて提案したことです。また彼は、サイバネティックス（動物と機械における制御と通信）と呼ばれる新しい学問分野を提唱しました。彼の天才的な考察により、それまで脳や神経系を研究していた医学や生物学とそれまで非常に遠い関係にあった工学や物理学が結びつくことになったのです。

一〇年後の一九五八年、こうした動きを背景にして、脳や神経系を工学的に研究し、その成果をロボットなどに応用しようとする、バイオニクスと呼ばれる研究分野が生まれました。このような背景から現在では、脳の仕組みを情報処理や制御の観点で捉えることが脳機能研究の基本的・中心的な枠組みになっています。

なぜ物は見えるように見えるのかという疑問に潜む問題

本書は、認知機能が胎児から新生児、乳児、幼児の時期を経てどのようにして発達してくるのか、という原理を解明することが大きな目的になっています。しかし、まずここでは、「なぜ物は見えるように見えるのか」という有名な心理学者の問いに対する答えを紹介するところから始めたいと思います。

「なぜ物は見えるように見えるのか」という問いには、実はいくつもの問題が潜んでいます。まず皆さんが一番知りたいことは（私もそうですが）、脳が細胞の集合体であるにもかかわらず、なぜ「見ている」「見えている」という意識が生まれるのか、ということでしょう。また、赤い色の赤みや、緑の色の緑み、といった感じ（これを哲学ではクオリアといいます）はどのようにして発生するのでしょうか。この問題は、現在も明らかになっていません。

そもそも、私個人に見えている赤みや緑みと、読者のあなたに見えている赤みと緑みが同じかどうかさえもわからないのです。両者が同じ赤みや緑みを持っているかどうかを測定する方法はないことは、古くから哲学の分野では知られています。ちがう感覚を持っていたとしても、それをお互いに同じ色であると判断しているだけかもしれないからです。このように、意識やクオリアの問題は超難問のひとつなのです。私自身もこれまで長い間にある程度のことを考えてきたので、ご紹介したいと思っていますが、それにはさまざまな知識が必要なので、ずっと後に回したいと思います。

「なぜ物は見えるように見えるのか」という疑問に潜む問題の二点目は、私たちが見ている外界の立体構造（凹凸感や、奥行きの不連続な変化）や色合いや光沢感などがどのような仕組みで脳の中で生まれてくるのか、という問題です。まずはこの点について少しずつお話ししていきます。そして三点目の問題として、このような仕組みがどのようにして発達してくるのか、という問題もあります。最も簡単な答えは、遺伝子プログラムの中にすべて書き込まれている、つまり、すべての仕組みを発達させるプログラムが遺伝子に書き込まれているという考え方です。しかし、この仮説は実は誤りで、私たちの神経系は環境によって仕組みが大きく変わってしまうことが知られています。

見えているということの意味

私の前にある机の上にはパソコンがあり、本が置かれています。窓の外を見ると、京都の昔ながらの町並みが見え、遠くには白くそびえる京都タワーが見え、そのすぐ近くに東寺の五重塔が見えます。また、ずっと向こうに桃山城も小さく見えます。このような風景を見ながら、私たちは、どのような仕組みで外の世界を正しく認識しているのでしょうか。私たちは決して客観的に捉えられる世界を見ているのではありません。実は、眼の網膜に映った画像（網膜像）から、外界の構造や状態を推測しているのです。だから、その仕組みを上手く利用して、3Dテレビで映画を立体的に見たりすることができますし、メイキャップによって顔の見え方（凹凸構造）を変えてしまうこともできるのです。

これらはいわば錯覚で、私たちの脳が推測するのに使っている情報を上手く脳に与えてやることで生まれているのです。光っていないのに光沢感を持たせたり、不透明なのに透明感を持たせたりするのも同じ方法です。中国の陶器の絵付けの技法のひとつに、物理的に明暗の差はないにもかかわらず、絵の一部にごく僅かな変化を付けるだけで大きな明暗差を作り出す技術がありました。現代では、クレイク―オブライエン錯視として知られている現象ですが、古来中国ではこうしたことを経験的に知り、美しい絵付けの技法として活かされてきました。これも、脳を騙す巧妙なテクニックだったのです。

視覚研究のパラダイム
――デビッド・マーの功績

科学哲学の分野にはパラダイムという言葉があります。パラダイムとは、ある問題を解決するための考え方のようなもので、この現象はこのような見方で捉えればよいという枠組み（問いかけ方、答え方）なのです。すぐれたパラダイムがいったん浸透すると、科学の研究はどんどん進んでいきます。視覚の問題についてこのようなパラダイムを提案したのが、天才デビッド・マーです。マーは、一九七一年にケンブリッジのトリニティカレッジで数学の修士号を、同じ年に生理学の博士号を取得しました。彼の博士論文「小脳皮質の理論」はその後、日本の伊藤正男先生らを中心にその仮説が実証されることとなり、小脳の機能について研究が飛躍的に進みました。

小脳というのは大脳とは異なり、その活動を意識することはできません。しかしながら、小脳は運動学習をする装置で、私たちが特別に意識しなくても歩いたり自転車に乗ったりできるのは、実はこの小脳のおかげなのです。その後、彼はアメリカのマサチューセッツ工科大学（ＭＩＴ）に移り、その頃から視覚研究に取り組みました。僅か三、四年の間に数多くの論文を発表し、視覚研究の大きな枠組みを作ってくれました。残念なことに、彼は白血病により一九八〇年に三五歳の若さで帰らぬ人となってしまいました。

マーは、視覚機能は二次元の網膜像から外界の立体構造や状態を推測することであり、したがって視覚の研究の目的はこの推測がどのように作り上げられているのかを明らかにすることである、と明確に述べました。そして彼は、その推測過程を二段階に分けました。第一段階では、今見えている物体の表面の凹凸構造を推測します。そして第二段階では、見えていない面も含めて物体の立体構造を頭の中で作りだし、知識として記憶します。湯飲み茶椀が机に置かれているとき、私たちはある視点（方向）からそれを見ます。そのとき見えているのは湯飲み茶椀の一部だけですが、見えていない裏側の面も理解しています。

今見えている面に関する立体構造が見えている状態やその機能を一般に「視知覚」といいます。私たちが直接得られる情報は、二次元の網膜像です。私たちの脳は、その二次元の網膜像から立体、つまり三次元の構造を推測します。このとき網膜像からは、外界での物の動きや色、テクスチャーなどのさまざまな手がかりを使って立体構造を推測します。だから、第一段階で明らかにすべき問題は、いかにして二次元の網膜像から三次元世界の構造や状態を推定しているのか、ということになるのです。それに対して第二段階は、三次元物体の表象を作ったり記憶したりするプロセスであり、これらは「視覚認知」の問題となります。このプロセスは私たちがいろいろな物体のイメージを作ったり、見えている物体が何であるかを判断したりするときに大いに役だつものです。彼の鋭く深い考察には私自身も感銘を受け、一九八七年に彼の不朽の名著（デビッド・マー著、乾敏郎、安藤広志訳『ビジョン――視覚の計算理論と脳内表現』産業図書〔原書：David Marr, Vision : A Computational Investigation into the Human Representation and Processing of Visual Information, New York : W. H. Freeman

& Company, 1982.)）を翻訳しましたが、今もなお読者を増やし続けていて、彼のパラダイムがいかにすぐれたものであるかがわかります。

視覚発達の問題

一方、このような視覚の推測をする脳の仕組みが発達するプロセスにも大いに関心があり、一九七八年頃から神経眼科学という分野の医師である先生方と一緒に研究を進めました。人間の神経系は適切な刺激が与えられないと正しく情報を処理できなくなることが知られています。一九八〇年頃には、当時名古屋大学におられた眼科の粟谷忍教授が、六歳頃までに一週間も片眼に眼帯をすると、眼帯をした眼が弱視になることを発見されました。弱視とは、眼鏡で矯正しても視力が〇・二以上にあがらない眼のことをいいます。レンズで矯正しても視力があがらないということは、とりもなおさず神経系に異常を来したためだということになります。同時に、小児の眼科的疾患によって、立体をうまく捉えられなくなるということも起こります。私たちはこういった視覚の発達の問題について、健常者のみならず神経眼科的疾患の患者を対象とした研究も進めてきました。こうしたことから、発達初期の神経系は環境（から受ける刺激）に敏感であることがわかるのです。

第Ⅰ部　子どもの発達と脳のはたらき

第一章　視機能の発達——胎齢二四週〜生後七か月

1　平面の世界から奥行きのある世界へ

逆計算で立体感——立体視における推測過程

突然ですが、なぜ、立体感を感じるのでしょうか。誰もが思いつく答えは、目が二つあるから、でしょう。では、どうして目が二つあると、立体感が生ずるのでしょうか。これについて、少し詳しく述べていきたいと思います。

目が横に二つある、ということは、ちょうど二台のカメラで外の世界を捉えているのと同じです。二台のカメラを横に並べて外の世界を捉えると、二台のカメラで見る映像は少しずれています。同じように、私たちは外界を二つの目で見ていますから、それぞれの網膜像は左右で少しずれているのです。この〝ずれ〟のことを、両眼視差と呼びます（以後単に視差ということにします）。

空間のある一点を両眼で見ているとき、その点よりも手前にある物や向こうにある物の網膜像は左右でずれています。すなわち、視差が生じます。この視差は、今見ている点からの奥行きの大きさにほぼ比例します。だから、逆にいえば、左右の網膜像で大きな視差が生ずる点は、今見ている点から奥行き方向に大きくずれているのです。つまりそれは、大きな凸や凹に相当しているか、今見ている点や物体から奥行き方向に大きくずれたところにある対象物に対応しています。

今お話ししたことで大切なポイントがあります。それは、奥行きがあれば（すなわち、凹凸があれば）、網膜像に視差が生じるということです。これは、光学や幾何学から明らかなことです。しかし、これは純粋に物理学の過程であって、脳の推測過程を表しているのではありません。物理学からいえることは、次のように書けます。

凹凸がある　→　視差が生ずる

実は脳は、この逆のプロセスを計算するのです。それが、奥行きの推測という機能なのです。すなわち、網膜像に視差があれば、その大きさに基づいて奥行きを計算するのです。先ほどと同じように書いてみると、脳の計算は、

視差がある　→　奥行きが異なる

となります。見ておわかりのように、この二つの関係は、お互いに逆の関係になっています。脳はこのように、物理的に生じた情報から、逆にその原因を推測しているのです。だから、脳を騙した

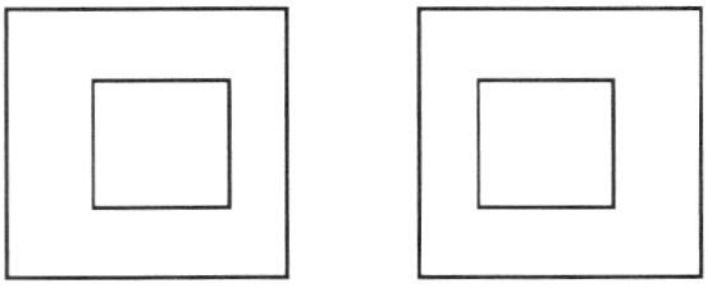

図Ⅰ－1　両眼立体視の例
左の図だけを左目で，右の図だけを右目で見て，頭の中で外側の正方形がひとつになるように融合してください。すると，中の小さな正方形が手前に浮かび上がって見えます。これは左の図と右の図で視差があるからです。

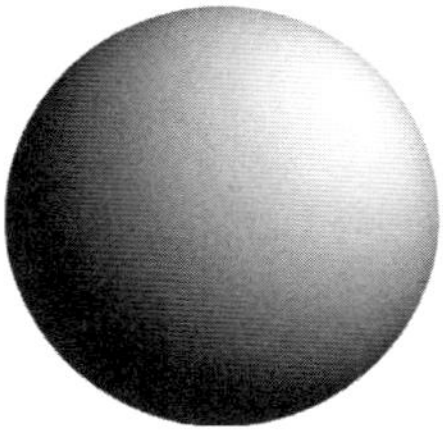

図Ⅰ－2　陰影からの形状知覚の例
陰影をつけると立体的に見えます。この図で灰色の部分にはグラデーションがついています。この部分をシェーディングといいます。また，黒の部分はシャドウといいます。私たちはシェーディングやシャドウの情報から立体感を得ているのです。

ければ、実際には奥行きがないにもかかわらず左右の目で視差を与える、すなわち左右の網膜像が少しずれるような刺激を与えればよいのです。すると、実際には奥行きがなくても、視差があるから、脳は凹凸感があると思ってしまうのです。これが、3Dテレビや3D映画などの原理になっています。

まとめると、脳は簡単な幾何学、あるいは物理学を知っていて、それを逆に使うことによって、外界の構造（この場合、凹凸感や奥行きの距離）を推測しているのです。このため、脳の計算は逆計算である、とか、逆問題を解いている、といわれます。

今お話ししたのは、両眼立体視と呼ばれるはたらきです。もちろん、私たちは片眼でも立体感を感じられます。例えば、陰影（図Ⅰ-2）やテクスチャー（図Ⅰ-3）、自分が動くことで生じる網膜像の動き（図Ⅰ-4）などによって、立体感を得ているのです。

さまざまな立体視の情報を統合する

私たちが日常見ている外界には、両眼立体視のための視差や単眼立体視のためのテクスチャー、陰影、オプティカルフローなど、たくさんの手がかりが存在します。私たちの脳内では、これら各種の手がかりを異なる場所で処理しています。すなわち、それぞれの特徴を処理するエキスパートが頭の中にあって、それらが同時にはたらくことによって外界を知覚できるのです。このようなエキスパートは視覚モジュールと呼ばれます。

脳内では両眼立体視のモジュールや、テクスチャーのモジュールなど、それぞれの手がかりを処理するためのモジュールが存在します。図Ⅰ－1から図Ⅰ－4には、それぞれ一種類の手がかりだけが含まれています。このように、たった一種類の手がかりからだけでも、私たちは立体感を得ることができます。

しかし、外界にはさまざまな手がかりが存在しますから、それらを頭の中で統合して外界の構造や状態を推測します。では、各モジュールで処理された情報は頭の中でどのようにして統合されて、まとまったひとつの知覚になるのでしょうか。それは、各モジュールの処理の結果すべてを通じて一貫性があるような答え（すなわち、ただひとつの立体形状）を求めるメカニズムがはたらくからです。つまり、それぞれの手がかりから得られた情報どうしが、できるだけ矛盾しないような知覚ができあがるのです。

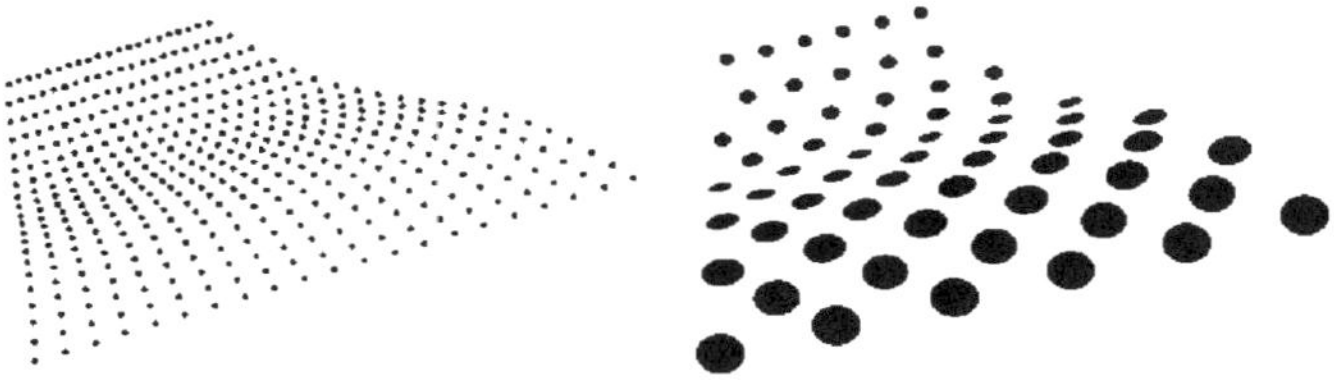

図Ⅰ－3　テクスチャーからの形状知覚
左の図では，点の密度の変化だけを手がかりとして立体感を得ています。右の図では，密度の変化と同時にテクスチャーを構成する要素（テクセルといいます）の扁平率（平べったさの割合）の変化（勾配が急になると円が楕円に見える）からも形状知覚の手がかりを得ています。

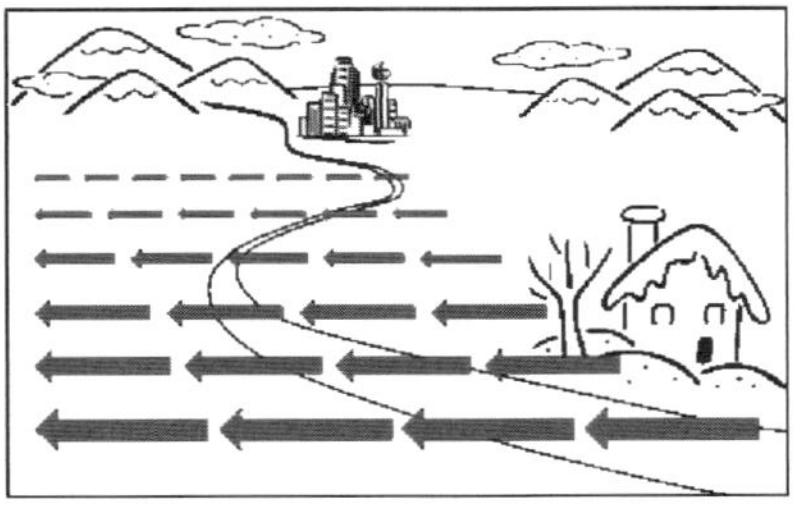

図Ⅰ－4　オプティカルフローによる立体感
私たちが右に動くと網膜像は左に流れます。このとき，手前にある物は大きく，遠くにある物は小さく動きます。このような網膜像の動きをオプティカルフローといいます。私たちはこのオプティカルフローを使って，距離感や面の凹凸の情報を得ています。

遠いところは単眼手がかりで見る

先に述べたように、立体視には両眼立体視と単眼立体視があります。両眼立体視は、両眼の網膜像の視差を検出することで成立します。遠くの景色を見ると、両眼視差はほとんど無くなってしまうことは、直感的におわかりでしょう。二台のカメラが少し離れて横に並んでいて、そこから遠くを捉えるのですから、二枚の画像はほとんど変わりません。ですから、遠くを見ているときは、ほとんど片眼で見ているのと同じだと考えてください。

逆に、両眼立体視が有効なのは、身体に近い距離を見る場合です。特に手が届く範囲内での作業では、両眼立体視が欠かせません。例えば、針に糸を通すときに、片眼では難しいでしょう。また、バットでボールを打つときも両眼立体視が大切で、片眼ではなかなかヒットしません。

単眼立体視が使えない人

以前、市民講座で講演をしたときのことです。講演後には、いつも何人かの人たちが質問にやってきます。その中に、比較的若い女性で、強く印象に残ったことをいった人がいました。先生の今日の話は面白かったけれど、ビデオがたくさん出てきていたので、よくわかりませんでした、というのです。よく聞いてみると、どうやら、彼女は単眼立体視の一部が上手くできないとわかりました（通常のビデオや写真は単眼立体視です）。

彼女は、事務職でしたが、表計算ソフトのグラフの３Ｄ表示（たとえば、棒グラフの棒を立体的に描いたもの）がどうしてもよくわからない、というのです。その部屋の壁に掛けられていた風景画もよく理解できないといいます。そこで私は、紙に立方体の線画を描いて、「これはわかりますか？」

と尋ねました。すると、これは、学校に通っていたとき、家でお母さんから、「この線が手前にあって、この線が後ろにある、立方体の形だ」と教わった、と答えました。立方体の線画を見て、二次元だと思う人はほとんどいないと思います。これは、脳の中で、逆計算によって、立体であると解釈しているからなのです。

くり返しになりますが、さまざまな手がかりは、ある程度独立した視覚モジュールによって処理されます。彼女は、その中でも特に、単眼立体視のためのモジュールのいくつかが上手くはたらいていないのだと思われます。それでも彼女は、何の苦も無く歩いたり走ったりしていますし、ペンで字を書くこともできます。

さらに驚いたことは、会場まで自分の車を運転してきたというではありませんか。車を運転するときには、オプティカルフローなどを使って遠近感を捉えている、と考えられます。さらに彼女は両眼立体視ができるのではないかとも考えられます。残念なことに、彼女は単眼立体視が上手くはたらかないので、家ではテレビをほとんど見ないといっていました。

立体視検査と神経系の発達

眼科では、特に子どもを対象に、立体視検査が行われます。最もポピュラーなのは、フライテストやチトマスステレオテストです。フライテストとは、両目で見ると大きなハエが宙に浮かび上がって見えるので、子どもにハエの羽を摑ませる検査です。その様子を検者が見ていて、検査の紙を触っていれば、子どもは立体的に見えていない、とわかります。

一方、立体感を捉えている子どもは、紙から少し離れた空中で摑む動作をします。大きなハエが出てくるので、日本では怖がる子どももいるのですが、どうやら、これが作られた外国ではハエというのは可愛い生き物だと感じられているようです。

チトマスステレオテストは前掲図Ⅰ－1のような、真ん中にある図形が浮かび上がって見えるものです。この検査では、真ん中の図形に対する視差を数段階に変化させてあります。したがって、両眼で見ると、真ん中の図形があまり浮かんでこないものから、かなり浮かび上がってくるものまであるわけです。

このような図形を使うと、立体視の感度がどの程度なのかを調べられます。小さな視差でもきちんと立体視ができれば、立体視の感度が高いと言えます。ちょうど視力検査で視力を測るのと同じように、立体視の感度も測定できます。

正常な立体視を発達させるために

両眼立体視が正しく機能するためには、大脳にあるニューロンが左目と右目の網膜像の信号を等しく受ける必要があります。両方の目から信号を受け取るニューロンは、後頭葉にあり、両眼性ニューロンと呼ばれています。

神経系には、生後の一定期間に、環境に対して非常に感度が高く、環境に適応的に変化する時期があります。この時期を臨界期、または感受性期、敏感期と呼びます。この期間に環境からの適切な刺激を受けないと、正常な神経系が発達しないことが知られています。両眼性ニューロンは両眼

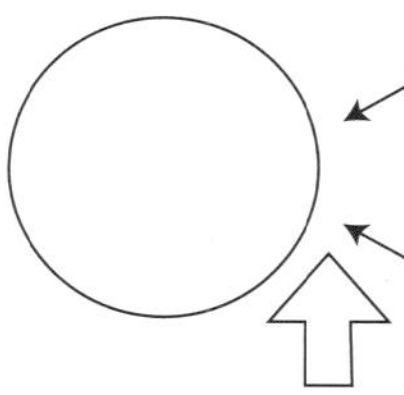

図Ⅰ－5　両眼性ニューロンの発達メカニズム

から等しく信号を受け取る必要がありますから、仮に、臨界期の間に一週間も片眼に眼帯をすると、そちらの目が弱視になってしまうのです（これについては序でお話ししました）。つまり、神経系は、そちらの目は使わないと考えるので、そちらの目からの信号を伝える神経系が機能しなくなるのです。

両眼性ニューロンの性質については一九七〇年代に、ネコやサルをさまざまな環境で育てることでどのように変化するかということが事細かに調べられました。例えば図Ⅰ－5で、眼からの信号とニューロンとの接合部は、視覚刺激の受け方によって接合の強さが変わります。

この強さの修正のしかたは、ビーネンシュトック（Bienenstock）、クーパー（Cooper）、ムンロー（Munro）という三名の理論神経科学者たちが、一九八二年に発表した式（三名の頭文字からＢＣＭ方程式といいます）で正確に表せることがわかっています。ちなみに、クーパーという人は超伝導の理論で一九七二年のノーベル物理学賞を受賞し、さらにこの後に神経系の理論的研究に着手した、マルチな才能の持ち主です。

この臨界期は、六歳頃まで続くといわれています。つまり、この期間中は両眼を同じように使わないといけません。弱視の原因はさまざまです。例えば、眼瞼が十分に上まで開かず、常に瞳が隠れてしまうような状態（眼瞼下垂といいます）になることがあります。この場合、先のように眼帯をするのと同じ状態になりますから、弱視になります。

視覚機能の臨界期

しばしば見られるのが、斜視弱視です。強い斜視では、ある対象を片眼で見つめると、もう一方の目はその対象物とは違う方向を見ていますので、そちらの方の目には常に対象物のぼやけた像が作られます。前者を固視眼、後者を斜視眼といいます。

斜視眼は、対象物を常に周辺で捉えているような状態になりますので、結ばれる像は常にぼやけています。斜視眼では鮮明な像が得られないので、結局、眼帯による不使用の状態と同様に、弱視になります。また、左右の視力が極端にちがうと、視力の悪い方の目が弱視になることもあります。しかし、弱視になっても、臨界期の間であれば、弱視眼の方をよく使うように訓練すると健常な眼に戻ります。

このような視覚神経系の発達については、専門家の先生方との共同研究から多くのことを学ぶことができました。一九七八年一二月三〇日、私は、当時兵庫医科大学におられた可児一孝先生、三村治先生とともに、健常眼の生理学的特性を調べるための第一回目の実験を始めました。その後一九八〇年五月二一日からは、大阪市で眼科医としてご活躍であった近江栄美子博士とともに、主に斜視弱視の研究を始めました。眼科学の専門の先生方と綿密な研究を進められたおかげで、その後一〇年間は、神経眼科学という分野で本当にたくさんの仕事をさせていただきました。

2　感覚の発達と胎児期の脳の形成

両眼立体視の発達

両眼立体視は、いつ頃できるようになるのでしょうか。そもそも、言葉がわからない赤ちゃんを対象として立体視ができているかどうかをどうやって確かめたらよいでしょうか。赤ちゃんのいろいろな能力の発達を調べる方法に、選好注視法というものがあります。赤ちゃんには、自分の好きな方の刺激をよく見るという傾向があり、この性質を使って、さまざまな機能の発達具合を調べられます。乳児は、平面の刺激パターンよりも立体的な刺激パターンの方を好んで見る傾向があります。だから、立体視ができていれば、同じパターンでも立体的に描かれているパターンの方を好んで見るはずです。逆に、立体視ができていなければ、平面的に描かれていても立体的に描かれていても、乳児にはいずれも平面的に見え、どちらかをより長く見ることはありません。

このような方法で調べると、平均生後四か月で両眼立体視ができることがわかりました。このよ

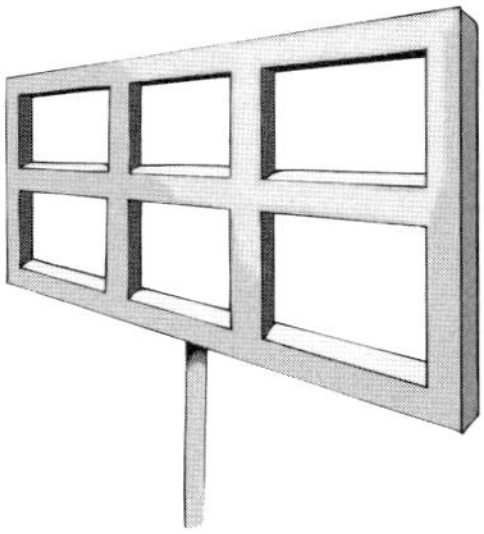

図Ⅰ－6　単眼立体視のテスト刺激の例1

うに行動を直接見る方法以外に、脳波を用いて、立体視ができているかどうかを調べることもできます。この方法でも、ほぼ同時期に立体視ができていることがわかりました。一方、四か月よりも小さな乳児は両眼立体視は、まだできません。

単眼立体視機能の発達

単眼立体視の手がかりには陰影、テクスチャー、オプティカルフローや遠近法的な情報があることは、すでに述べた通りです。では、乳児はいつ頃、平面の絵でも立体的に見る単眼立体視ができるのでしょうか。

ヨナスらのグループがこのことを調べました（Yonas et al. 1985）。彼らは、図Ⅰ－6のようなパターンを乳児に見せて、乳児が左右どちらの端の棒を摑もうとするかを観察しました。乳児には片眼で刺激を観察できるようにします。こうすることで、両眼立体視は使わずに、単眼立体視の手がかりだけを使うことになります。すると、この図の場合、右の方を摑もうとする傾向が強く見られました。もちろん、大人の私たちは右の方が長く見えるのは右側が手前にあり、左の方が遠くにあるからだとわかっています（これが単眼立体視です）。しかし乳児はそれがわからず、単に長い方の棒を摑もうとしただけかもしれません。

そこでヨナスは、これとは別の平面的なパターンを使って、乳児が必ずしも長い方の棒を摑むの

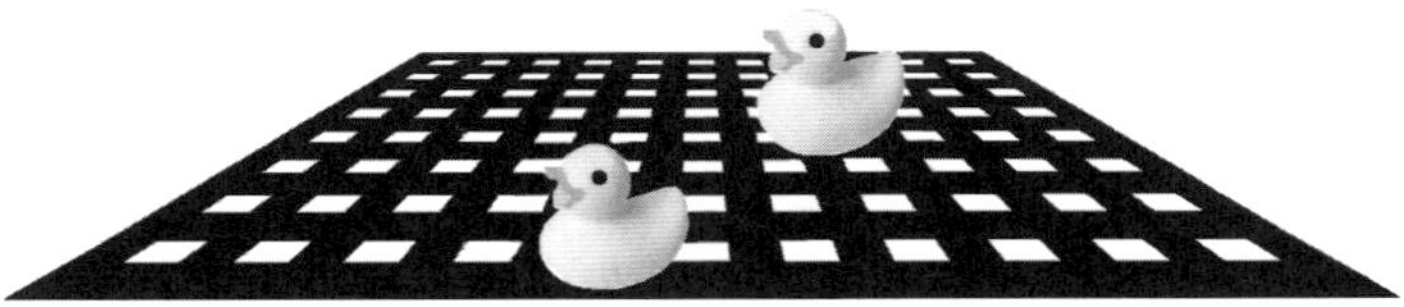

図Ｉ－７　単眼立体視のテスト刺激の例２

ではないことも確かめました。だから、図Ｉ－６の場合、右側が手前にあるから、乳児はそちらの方に手を伸ばしたのだと考えることができます。

このような実験から、おおよそ生後七～八か月の間に単眼立体視ができるようになることがわかりました。また、五か月児ではどちら側にも同じくらいの頻度で手を伸ばすこともわかっています。このことから、五か月ではまだ単眼立体視はできていないと考えられます。この実験は遠近法的な手がかりから奥行きを知覚する単眼立体視のテストでしたが、他のさまざまな手がかりでも同様に七か月頃から単眼立体視ができることがわかっています。

さらに、乳児が手を出しやすくなるように、図Ｉ－７のようなパターンを見せて、どちらのアヒルに手を出すかという実験が行われました。ここで、右側の、すなわち遠くに見える方のアヒルのいる高さと、赤ちゃんの肩の高さを合わせています。もし、まっすぐ手を伸ばすのであれば、右側のアヒルに手を出しやすくなります。また、右側のアヒルの背景はテクスチャーが小さいので、左のアヒルよりも相対的に大きく見えます。単眼立体視ができていない場合には、大きい方、つまり右側のアヒルを取ろうとする傾向を見せるとも期待されます。しかし、単眼立体視ができていれば、左側のアヒルが手前にあると知覚されるため、近くにある、つまり左側のアヒルに手を伸ばそうとするはずです。

実験の結果、七か月児では左側のアヒル、すなわち手前にある物体に対してより頻繁に手を出しましたが、五か月児ではこのような傾向は見られませんでした。したがって、七か月児では単眼立体視（この場合、前節で述べた遠近法とテクスチャーの勾配の両方が含まれています）の機能が成立していますが、五か月児ではまだ成立していないと考えられます。さらにヨナスらは、どのくらいの速さで単眼立体視ができるようになっていくのかを調べました。その結果、単眼立体視ができるようになってからおよそ二週間から八週間という短い期間に完成することもわかりました。

このように、私たちの「見る」仕組みは生後八か月までに急速に成長することがわかりますが、次に視覚の機能や視覚神経系の発達をもう少し詳しく見てみましょう。

視機能の発達

これまでは、立体視の成立時期についてお話ししました。そこで、このような視覚機能の発達をより詳しく見るために、誕生直後からの視覚機能の発達について紹介します。ここでは、新生児と乳児の視覚発達について見てみましょう。新生児とは生後一か月までの赤ちゃん、乳児とは同じく生後一年未満の赤ちゃんのことです。

これまでに、新生児に対しても乳児に対しても、視力測定がされています。彼らは言葉がわかりませんので、立体視と同じく選好注視法を用いて検査します。この検査でよく使われるのは、縦の白黒の格子縞です。赤ちゃんは、コントラストの変化がない無地のパターンよりも、コントラストの変化があるパターンの方を好んで見る傾向があります。白黒の格子縞は、縞を細かくしてコントラストを小さくしていくと、灰色の一様な灰色のパターンに見えてしまいます。視力が悪いと、格子縞を見せても、灰色の一様なパターンと区別できません。そこで、格子縞の粗さを変えることで、どのくらいの間隔の格子縞なら灰色のパターンよりもよく見るかを観察します。

この方法で視力を測ると、一か月の乳児では視力〇・〇八、二か月でもあまり変わらず〇・〇九、三か月では〇・一三、六か月では〇・一七、一歳になってようやく〇・四と、視力が二か月以降徐々に良くなることがわかりました。生まれた直後の新生児の視力は〇・〇二くらいだとも報告されています。

このように、新生児や乳児の視力はかなり低く、ぼやけた世界しか見られません。さらに、視覚機能を語る上で重要なのが、眼球の調節力です。私たちの目には、遠いところにも近いところにもピントを合わせる調節力があります。

しかし、新生児ではそれが発達しておらず、およそ二〇センチメートルの距離でのみ焦点が合っていることが知られています。しかし、これらのことから赤ちゃんの大変興味深い行動の理由が理解できます。新生児は、お母さんのおっぱいを飲むときに、お母さんの顔をじっと見ていることが多いのですが、お母さんの顔までの距離がちょうど二〇～三〇センチメートルにあたります。赤ちゃんは、たとえ低い視力しかなくても、いちばん大切な刺激であるお母さんの顔をしっかりと捉えているのです。

新生児は生まれてすぐに目を開いて、外界を見つめています。先に述べたように、視力も〇・〇二程度ありますし、目を動かすこともできます。そしてお母さんの顔をじっと見つめます。このような視覚機能が出生直後に見られるということは、胎児期の間に視覚機能がすでに相当発達していると考えられます。

そこで、さらに遡って、胎児期における視覚機能についてお話しします。胎児の視覚機能について述べる前に、胎児の年齢、すなわち胎齢について、少し説明しないといけません。胎齢は通常、妊娠週で記述します。妊娠週は、最終月経日からの日数で数えられ、受精後日数に受精前の二週間を加えた日数に相当します。そして七日を一週として、二八日を妊娠暦の一か月とします。正常妊娠持続日数は二八〇日ですので、出生時がちょうど胎齢一〇か月となります。

さて、超音波影像法で胎児の動きを観察すると、胎齢六か月頃に目を開き、素早い眼球運動をしていることがわかります。素早い眼球運動は、およそ二三週に始まって、二四～三五週の間に頻度がきわめて高くなることも知られています。また、三二～三六週には、お母さんのお腹の外から光を当てると、胎児はその光に反応することが知られています。このときに胎児の心拍数を記録すると、光を照射し続けたときには心拍数が上がります。このことからも、この頃にはすでに光を感じ取っているといえます。

最近、エスワランらがＭＥＧ（脳磁計または脳磁図装置）という特殊な装置を用いて、胎児の脳波を記録できることを示しました（Eswaran et al. 2004）。彼らのデータからは、光に応答する脳波が二八週から見られ、その後四〇週まで光に対する応答が徐々に早くなることがわかりました。このことは、胎齢二八週までには大脳の視覚野と呼ばれる部位の基本的なネットワークが作られ、胎内での発達に伴ってネットワークも発達していくことを意味します。

聴覚の発達

続いて、聴覚の発達について紹介します。広く知られているように、胎児も人の声、すなわち音声や音を聞いています。子宮内では、さまざまな音が聞こえてくるようです。例えば、母体外の環境音だけでなく、母親や胎児の運動で発生する音、消化器官のぜん動運動による音、心拍音、血流の音や呼吸の音など、さまざまな音がノイズとして聞こえます。胎児に音を聞かせると、胎齢二七～二八週にかけて身体を動かす運動反応が見られます。同時に、心拍数が上がることも知られています。しかし、羊水の中での振動感覚に胎児が反応しているのかもしれず、このことだけでは聞こえた音に反応したかどうかはわかりません。ところが胎児の脳波（正確には、音に対する聴覚誘発反応）を調べると、胎齢二五週までは記録できませんが、三〇～三二週では安定して記録できることがわかっています。このことから、二七～二八週で見られる運動反応も、おそらく胎児の聴覚が発達して、聞こえてきた音に体を動かして反応したことによるものだと考えられます。

子宮内で聞こえてくる音声を記録したものを成人が聞くと、個々の音素や単語などは聞き取りにくいですが、イントネーションなどははっきりとわかるようです。イントネーションとは、語句や文といった、単語よりも大きい言語の単位での抑揚のことです。したがって、胎児も、音声の一つひとつを細かく識別できてはいないものの、文を話すときの抑揚などについては聞き取って学習している可能性は大いにあります。

脳の基本的構造と機能の発達

ここで、脳の基本的な構造や、脳の構造の発達について述べたいと思います。

図Ⅰ－8は大脳を左から見たところで、図の左側が前、右側が後ろです。図Ⅰ－8のように大脳は前頭葉、頭頂葉、側頭葉、後頭葉と、大きく四つの領域に分けられます。

図Ⅰ－9は、胎児の脳の発達を表したものです。左の列が脳を左から見たところです。右の列は脳を上から見たところで、上が脳の前方、下が後方になっています。脳の表面には脳溝と呼ばれるしわがたくさんあるのですが、図からわかるように、胎齢三二週以降で重要な脳溝がほぼすべてそろうことがわかります。

図Ⅰ－10は、成人の脳を左から見たところです。図の左側が前、右側が後ろになります。図の中に番号が付けてありますが、これは脳全体を五二個の領域に解剖学的に分類した地図（ブロードマンの脳地図といいます）の番号です。番号が付けられたそれぞれの領域を領野と呼びます。それゆえ、各領野の名前は、番号の後ろに「野」を付けて呼びます。たとえば図の一番後ろの領域は17野と呼

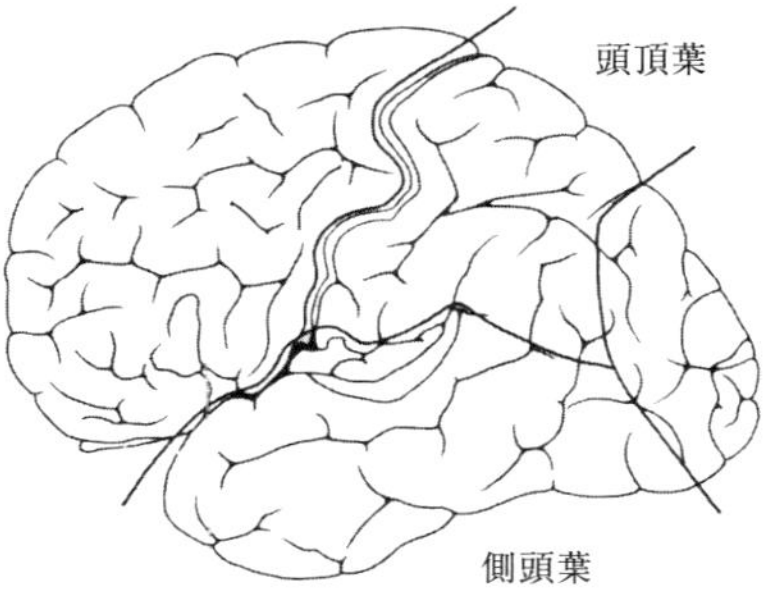

図Ⅰ－8　大脳の４つの区分

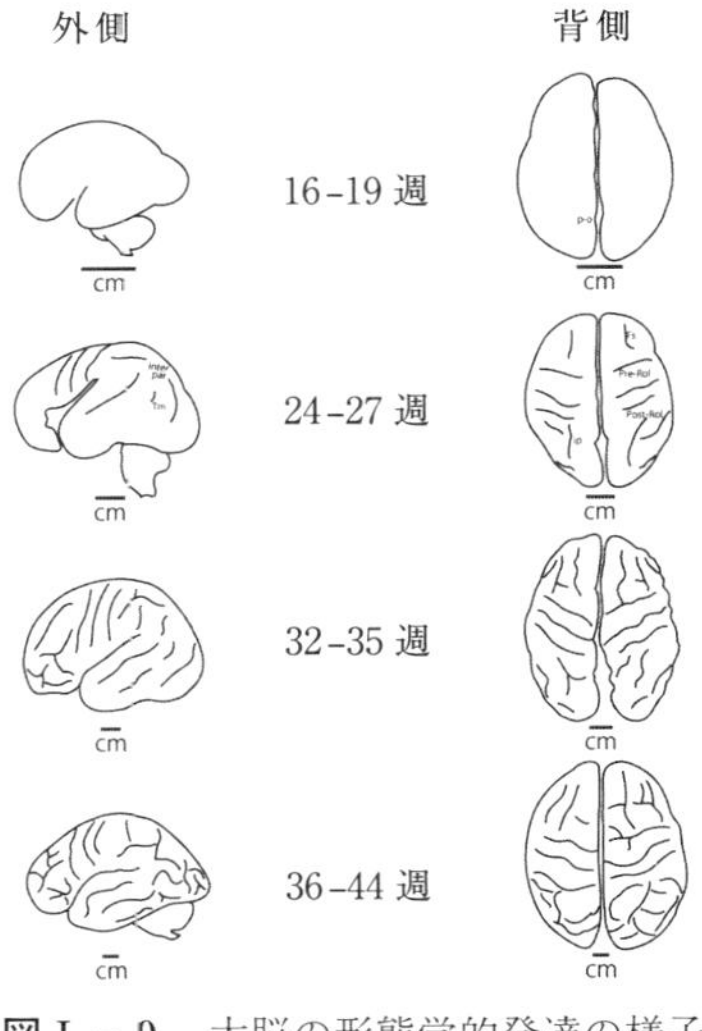

図Ⅰ－9　大脳の形態学的発達の様子
出典：Chi et al.（1977）より抜粋。

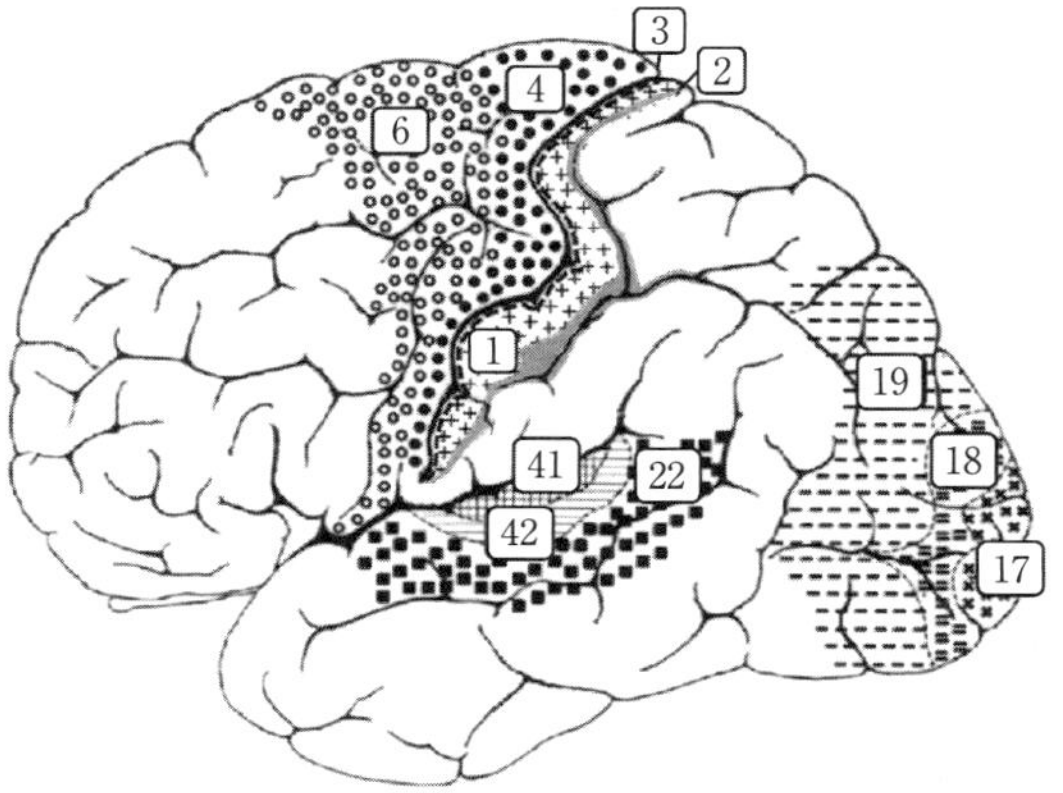

図Ⅰ－10　後頭葉，側頭葉と運動関連領野の位置
図中の数字はブロードマンの領野の番号。

びます。17野、18野、19野を合わせて後頭葉と呼び、この部分が主に視覚の情報処理に携わっています。一方、4野、6野はそれぞれ運動野、運動前野と呼ばれていて、手、足、口などの運動制御にかかわっています。

網膜から入った情報は、まず後頭葉に伝達され、ここでさまざまな視覚のエキスパート、すなわち視覚モジュールがはたらいて、色や形や立体感が作り上げられます。先ほど述べたエスワランらの脳波は、この後頭葉から得られたものだと考えられます。ですから、胎齢二八週までに後頭葉の大まかなネットワークが構築されるといえるのです。

側頭葉の一番上に41野と42野があります。ここは聴覚野と呼ばれ、音や音声の信号を処理しているところです。また22野の後ろ三分の一の部分には特別な名前があり、ウェルニッケ野といいます。ここは音声を専門に処理するところです。先にお話ししたような、音や音声を聞くと身体を動かすという反応は、この部分と前頭葉の運動野との間に連絡経路が通っているからなのです。

3　視覚神経ネットワークの発達メカニズム

胎児の視覚野の発達

すでにお話ししたように、新生児は生まれてすぐにお母さんの顔をしっかりと見ることができます。また、視力も〇・〇二と、さほど悪くありません。これは、視覚野、すなわち後頭葉の神経回路網が、すでにある程度できあがっているということです。もちろん、新生児が環境の中でさまざまな経験をすることで、神経回路網を複雑に発達させていくことも事実です。

それにしても、なぜ新生児にはこのような神経回路網がすでに備わっているのでしょうか。それは、胎児期の間に神経回路網が形成されるからです。胎児には視覚情報がほとんど届きませんが、それでもこのような神経回路網が形成できるのはどうしてなのでしょうか。この辺りを少し詳しく説明したいと思います。

胎児はおおよそ胎齢二四週で目を開けます。この頃には、すでに眼球運動もある程度できるようになっています。さらに胎齢三四～三六週頃にかけて、後頭葉にほぼ相当する領域で、光に対する

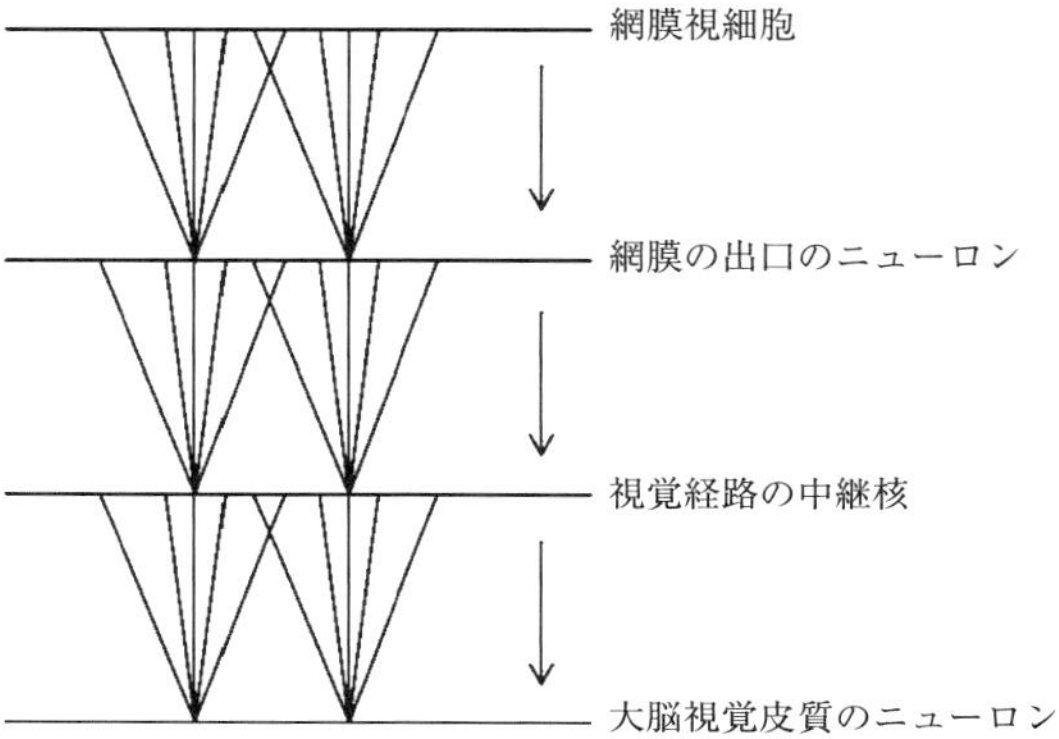

図Ⅰ－11　遺伝情報のみで形成される視覚系の基本構造

脳波（視覚誘発電位と呼びます）が記録されることが知られています。ですから、この頃にはすでに誕生直後にはたらくような神経回路が形成されていると考えられるのです。形成の仕組みは、おおよそ以下のようなことです。まず神経回路のごく大まかな構造が遺伝情報によって形成されます。ここに網膜から伝わる電気信号（網膜波といいます）と、脳幹から視覚経路を通って大脳皮質の視覚野に届く電気信号（ＰＧＯ波といいます）が伝わることによって、より複雑な神経回路網になると考えられています。

大まかな構造の特徴を表すと、図Ⅰ－11のようになります。これは、網膜から視覚の中継路を経て大脳の視覚野に信号が送られるネットワークを表します。このネットワークには複数の層があり、それぞれの層にたくさんのニューロンがあります。各層は、ある範囲内にあるニューロンに伝わった信号が次の層の同一のニューロンに入力されるという基本的な構造をしています。そしてすべての層がこの基本構造をしていると考えられています。

このような基本的なネットワーク構造の情報は、おそらく遺伝情報としてDNAに書き込まれているのだろうと考えられます。

PGO波、睡眠と夢

次に、このネットワークを伝わる電気信号について紹介します。胎児の網膜からは、特に光が照射されなくてもノイズのような信号が常に脳に送られています。これが網膜波です。一方のPGO波は、成人でも主にレム睡眠中に生じるものです。私たちの睡眠中には、目を素早く動かしながら眠っている時間帯があります。この睡眠がレム睡眠で、このときに夢を見ているといわれています。PGO波は、このときの急速眼球運動と夢の鮮明な視覚イメージの両方に高い相関があるといわれています。そしてこのPGO波が、胎児期の視覚野のネットワーク形成に重要なのです。

通常の睡眠は一・五時間、すなわち九〇分を一周期とし、そのくり返しで睡眠のリズムを形成しています。ですから、一・五時間の整数倍の時間で睡眠を取ることが最も心地よく目覚める方法といわれていて、成人の場合には六時間か七時間半の睡眠ですっきり目覚められるそうです。一方、胎児は、大半の時間をレム睡眠に費やして発達します。このことは、胎児期にはPGO波が発生している時間が相当長いことを意味します。このことから、網膜波とともに、大まかなネットワークを複雑に発達させるのに十分な信号が発生していると考えられます。

このように視覚野は、神経回路網の大まかな構造が遺伝的に決められ、そこに網膜波とＰＧＯ波が伝えられることで複雑なネットワークとなって、外界の視覚情報を上手く処理できるようになると考えられています。この辺りのことは、生理学の研究がたくさんありますが、最も注目すべきは、ＩＢＭのリンスカーという人が今から二〇年程前に、これに近い条件で計算機シミュレーションを行い、生理学的に知られている細胞のさまざまな特性を作ることができることを証明した研究でしょう（Linsker 1988）。彼の考え方は非常にユニークな上にとても重要なので、ここで紹介しておきたいと思います。

神経発達の理論

序でお話ししたように、天才デビッド・マーは、視覚の大切な機能のひとつは二次元の網膜像から外界の立体構造や状態を推定することだ、と述べました。視覚野のこのはたらきによって私たちは、推定された結果を外界として「見て」、主観的に感じている世界の中で行動しています。このとき視覚野は、ニューロンの信号から外界の状態や構造を推定するのです。ここで重要なのは「私たちは、外界を直接検知しているのではなく、ニューロンの信号から外界の構造や状態をあくまで間接的に推定している」点です。したがって、ニューロンの信号から外界についてできるだけ多くの情報が得られるように発達している必要があります。ですから、視覚野のニューロンの特性も外界の情報をできるだけ正確に推測できるように発達することが重要だといえます。

このような状況は、次のように喩えられます。お医者さんは、体温やその他の症状から患者さんの病気の状態を推定します。これは、体温などのデータから間接的にその人の状態を推測していることになります。ここで、データから患者さんの状態について間接的に得られる情報の量を相互情報量といいます。この例では、外界の構造や状態が「患者さんの病気の状態」に、ニューロン活動が「体温などのデータ」にそれぞれ対応します。リンスカーはこの点に着目し、「動物の脳のニューロンの発達は相互情報量が最大になるように組織化されていくのだ」と主張しました。彼の理論は「相互情報量最大化原理」と呼ばれ、非常に重要な考え方です。

そして、すでに述べたように、この原理に従うことで、視覚野のニューロンの発達を計算機上でシミュレーションすることに成功しました。発達途上の視覚野では、網膜波とPGO波で生じるニューロンの活動によって、大まかな構造にある各層間の細胞どうしの連絡の強さが変化します。そして、同時に活動した細胞どうしの連絡がより強くなるように学習していきます。その結果、視覚野は、相互情報量が最大となるネットワークになっていたのです。つまりこの原理は、大まかな構造＋網膜波＋PGO波という生理学的な条件で獲得された視覚野の特性とよくフィットする理論なのです。

感覚運動変換

前掲図Ｉ－10の17野、18野、19野を後頭葉と呼びます。後頭葉と運動関連領野（運動野〔4野〕、運動前野〔6野〕）の間に広がるのが、頭頂葉です（図Ｉ－８も参照）。頭頂葉には、視覚情報を手や眼の運動に変換する機構があります。先にご紹介したヨナスの単眼立体視の実験によると、乳児は手前の物体に手を出す傾向があります。これは、後頭葉で処理された立体感からこの頭頂葉を経て、運動野に信号が伝えられたことによる行動といえます。ここでひとつの疑問が生じます。乳児は、実はもっと早くに立体感を得ていたのに、手を伸ばす運動（到達運動といいます）の制御ができなかったために、生後七か月までかかったのではないでしょうか。ところが、生後三～四か月頃にはすでに、興味を持った物体に向かって手を伸ばすことができます。ヨナスの実験対象の乳児は、少なくとも到達運動はすでにできていたわけですから、この可能性はありません。

一般に頭頂葉は空間視に関係するといわれています。後頭葉で処理された視覚情報から、物体が自分の位置からどの方向にどれだけ離れているかを知り、それに基づいて運動野に指令を出すはたらきをします。見たものに手を伸ばして摑む運動や、見たいものに目を向ける眼球運動などはいずれも、視覚情報を運動指令へ変換する頭頂葉の機能のおかげでできるのです。発達的には、先に述べたように四か月頃には到達運動ができるようになり、その後しばらくすると、物に一度触れてから摑む運動ができるようになります。面白いことに、止まっている物体への到達運動ができるようになる頃と同じ時期に、動いている物体への到達運動や、自分の手や腕を見ずに到達運動もできるようになります。この点については、第三章で詳しく紹介します。

これまでのまとめ

本書の大きな目的は、人の認知発達の原理を探ることです。そのためには、運動や知覚といった基本的な機構について理解し、その発達過程を知っておかなければなりませんでした。ここまでずいぶんたくさんのことをお話ししてきましたので、ここで、これまでの要点をまとめておきましょう。

○推測した結果を見ている

私たちの知覚から認知、運動に至るまで、あらゆる機能はニューロンという特殊な細胞が作る大規模なネットワークによる情報処理によるものです。その中でも重要な機能のひとつが、推測（推定）です。私たちが経験する「見えている」という単純な知覚も、網膜像から外界の構造や状態を推測した結果なのです。

○立体視とその発達過程

そのわかりやすい例として、両眼立体視と単眼立体視の機能を紹介しました。立体視は、網膜像のさまざまな特徴から外界の立体構造を推定する機能です。また、神経系には敏感期、あるいは臨界期と呼ばれる期間があり、この期間に環境から適切に刺激を受けないと、正常な神経系が発達しないことも紹介しました。

さらに両眼立体視の場合には、適切な信号が両眼に同時に与えられなければなりません。例えば、臨界期の間に一週間ほど片眼に眼帯をしただけで、そちらの目が弱視になります。ヒトの場合、この臨界期は六歳頃まで続くとされます。つまり、この期間中は、両眼を同じように使わないといけません。

このような神経発達をはじめ、多くの現象を説明できる理論が、ＢＣＭ理論と呼ばれるものです。

○視力と調節機能の発達

生まれた直後の新生児の視力は〇・〇二くらいですが、生後一年間で〇・四くらいまで向上します。また、新生児にはピントを調節する能力がなく、おおよそ二〇センチメートルの距離でのみ焦点が合っています。

このような制約がうまくはたらいて、お母さんのおっぱいを飲むときに、お母さんの顔だけをしっかり捉えることができるのです。両眼立体視は生後四か月頃に、また単眼立体視は七か月頃に成立します。

○胎児期の発達

新生児は、お母さんの顔をじっと見ることができます。また、活発な運動をしたり、眼を動かしたりすることもできます。このような視覚機能は胎児期に成長することが徐々にわかってきました。胎齢二八週までには、大脳の視覚野の基本的なネットワークができます。また、ほぼ同じ頃には聴覚もかなり発達しています。胎児期での視覚野の発達は、ごく大まかな構造が遺伝的に決められており、この情報に従って成長します。ここに網膜波とＰＧＯ波という二種類の信号が伝わり、これによって視覚野のニューロンが、出生後すぐに外界の構造を適切に処理できるように発達すると考えられています。この発達は、相互情報量最大化原理という原理に従って進みます。

このようにして胎児は、外界の様子を見なくても、外界の構造を適切に処理できるネットワークを発達させます。なお、ＰＧＯ波はレム睡眠の間に脳幹から出るもので、夢の視覚的なイメージを作ることと密接に関係しています。

次章では、新生児はなぜ生まれてすぐに人の顔をじっと見つめられるのか、という点について考えたいと思います。新生児は、生まれ出てくるまで人の顔を見たことがありません。しかし、生まれてまもなく、人の顔を選んで注意しているように見えます。どうしてこのようなことができるのか、そのことを考えてみましょう。

第二章　環境との能動的インタラクションの発達——胎児期〜生後四か月

1　新生児が親の顔を見る仕組み

認知発達に重要なものに注意を向ける

新生児や乳児は、認知機能を発達させる上で、重要な刺激をしっかりと捉え、しかも自ら積極的に何度もそれを体験しようとする傾向があることが知られています。これは、選好注視や循環反応という現象を見るとわかります。

選好注視からは、新生児や乳児には、大切な刺激の方を好んで見るという傾向があることがわかります。例えば、平面よりも凹凸のある立体的な面の方をよく見ますし、濃淡のはっきりしないものよりもはっきりしているものの方をよく見ることが知られています。

循環反応とは、認知発達過程の間に自ら好んでくり返し見て体験することをいいます。例えば「いないいないばあ」は、物は遮蔽物に隠されるということを学習するのにとても重要な遊びなのですが、子どもは何度やっても飽きずに、積極的に「いないいないばあ」の遊びを求めてきます。

このように、一般的に生まれて間もない頃から大切な事象に対してバイアスがかかっていることがわかるのですが、このようなバイアスはすべて遺伝的に決められているのでしょうか。もちろん、この問いへの答えはまだはっきりとわかっていません。しかし、ここではこの現象を「学習」という観点から考えたいと思います。すなわち、これらの現象が見られる前にこうしたバイアスを作りだすための学習が行われているのではないかということを考えたいのです。

新生児の顔選好注視

誕生直後の新生児の眼前で顔のパターンを動かすと、眼や頭を動かしてそれを追いかけます。このことは、新生児が生きていく上で最も重要な人間の顔というものをしっかりと捉えて、顔のパターンを学習していると考えられます。

では、新生児はなぜ顔のパターンを追うことができるのでしょうか。顔のパターンそのものが、鋳型として遺伝的に組み込まれているからでしょうか。このことを考える上で重要なヒントが、発達心理学の実験から得られます。新生児は、顔のパターンそのものを知っているのではなく、顔をごく大まかに表したような、顔に似たパターンに対して選好注視を行うことがわかっています。

すでに述べたように、新生児は視力が〇・〇二程度とかなり悪く、しかも眼前二〇センチメートルぐらいのところでしかピントを合わせることができません。実際にこのような条件で顔をみると、顔が大きくぼけて細かな特徴がわからないようなパターンにしか見えません。

実験では、新生児に図Ⅰ‐12のような顔の図式的なパターンと、両目と口の位置に黒い四角が並

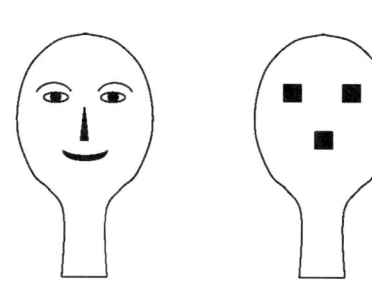

図Ⅰ－12　新生児に見せた顔のパターン

んでいるような逆三角形のパターンを見せて、選好注視を調べました。すると逆三角形のパターンの方をよく見ることがわかりました。新生児は、これら二種類のパターンをまだ区別できないようです。このような逆三角形のパターンはその後、コンスペックと呼ばれるようになりました。コンスペックとは同種の生物、つまり人間の顔の基本的なパターンという意味です。

この実験から、新生児は生まれながらにしてコンスペックを知っているので、それに注意を払うようになっていると考えられます。そして、他のものよりも顔を選好注視することで、顔のより詳細な形状を学習できるのです。

ここで筆者らの研究グループは、新生児にはコンスペックが遺伝的に備わったのだろうかという疑問を抱きました。つまり、胎児の間の行動を通してコンスペックを獲得したという可能性はないだろうか、と疑問に思ったのです。というのも、胎児は子宮内で頻繁に自分の顔を手で触ることが観察されています。そこで筆者らは、胎児はこの行動を通して顔の大まかな構造情報を獲得しているのではないかと考えました。次に、この点について少し詳しく紹介します。

胎児の行動

最近、4D超音波画像診断の技術が進歩してきたおかげで、胎児の姿をはっきりと見ることができます。胎児の立体（3D）情報だけでなく、胎児の動きを時間軸に沿って、ムービーとして見られるので、3Dに一次元（時間）を加えて4Dと呼びます。この方法を使って、エンブリオ（受精後八週までの状態）や胎児（受精後九週以降の状態）の自発運動を詳しく観察すると、胎齢七～八週で全身運動、胎齢九～一〇週ではさらに四肢の運動が見られるようになります。胎齢一三週頃になると、手を自分の顔の方に動かすようになり、その後頻繁に自分の顔を手で触るようになります。

自分の手で自分の身体を触れることを、一般にダブルタッチと呼びます。自分の手には触った部分の触覚情報が伝わると同時に、触られた部分には手の触覚情報が伝わります。二種類の触覚情報を同時に得ることから、ダブルタッチというのです。一四週頃からは、手の運動のうち半数近くを自分の顔、または顔付近への運動が占めるようになります。図I－13は胎齢一四週から三〇週までの、これまでに発表されている4D画像で、特に各胎齢で見られる手と顔のダブルタッチの様子をスケッチしたものです。このように、胎児は頻繁に手と顔のダブルタッチをしていることがわかります。では、ダブルタッチによってどのようにして自分の顔の構造情報が得られるのでしょうか。

筆者らは、ダブルタッチであることに注目して次のように考えました。すなわち、手の触覚ニューロンによって顔の凹凸形状情報を、顔の触覚ニューロンによってそれぞれの凹凸の位置関係を捉

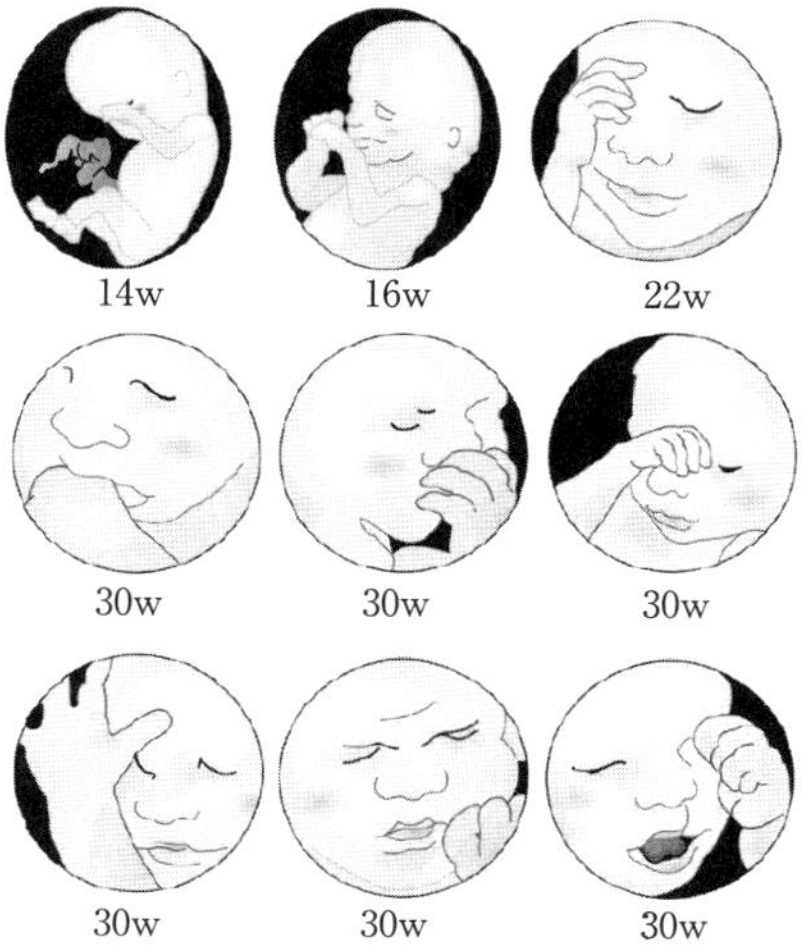

図Ⅰ－13　胎児に見られる手と顔のダブルタッチ

出典：以下の論文の画像データをスケッチした。Kurjak, A., et al.（2003）Journal of Perinatal Medicine, 31, 496-508（周産期医学誌），Kurjak, A., et al.（2005）Journal of Maternal-Fetal and Neonatal Medicine, 17, 6, 401-416（母体-胎児・新生児医学雑誌），Azumendi, G. and Kurjak, A.（2003）The Ultrasound Review of Obstetrics and Gynecology, 3, 160-169（産婦人科の超音波研究）。

えるのだ、と。そして、これら二種類の情報が脳内で統合され、コンスペックの基になる顔の構造情報になる、と考えました。

次に、この考えを詳しく紹介するとともに、どのような仕組みでそれが顔の視覚情報を捉える基礎として機能するようになるのかを説明したいと思います。

胎児・新生児の神経系の発達

第一章で、胎齢二八週頃には視覚系の基本的なネットワークがほぼ形成され、三六週以降になると出生後に見られるような電気的反応がすでに見られるようになると述べました。また触覚を司る体性感覚野は、視覚野の発達とほぼ平行して進みますが視覚野に比べて少し早く発達するそうです。

実際には胎児や新生児の脳の神経回路が明確にわかっているわけではなく、むしろまだよくわかっていません。だから、胎児や新生児の神経回路の状態については、成人の脳の構造やその他の動物の脳の電気活動などから推測するしかありません。

ネコを対象とした研究から、誕生直後の大脳の視覚野には、かなり広い範囲にわたって一時的な結合があることがわかっています。これらの結合は生後五週目以降にはなくなるため、一時的結合とか一時的投射と呼ばれています。

実はこの中には体性感覚野も含まれているので、誕生直後の大脳では体性感覚野から視覚野に信号が伝達されていると考えられます。これらの事実は、体性感覚野から視覚野への後ろ向きの信号伝達が、一時的にせよ出生前、すなわち胎児期に形成されることを意味しています。

先に述べた一時的結合は乳児ではより広範囲にあり、基本的にはさまざまな領域が繋がっていると考えられています。イギリスの発達心理学者バロン‐コーエンは、生後三か月までは誰もが皆、共感覚者であるといっています。共感覚者とは、文字を見ると文字に実際の色とは異なる色がついて見えたり、音を聞くと色が見えたりと、本来関係ないはずの感覚が付随して感じられる人のことです。この人たちの脳内では、ある感覚刺激が与えられると、それとは異なる感覚も活性化されます。このようなことが、生後の僅かな期間であれば誰の脳でも生じているのではないかと考えられています。これは一時的結合の考えとよく合う現象です。そして、一時的結合の存在を示唆するような実験が、発達心理学の分野でたくさん行われています。

例えば、生後一か月の赤ちゃんに三九カンデラ（カンデラは光の強さを表す単位です）の白色光の刺激に慣れさせた後、強さが七段階ある白色雑音（複数の周波数の音を同じ強さで混ぜてできる音で、「シャー」と聞こえる）を聞かせて、そのときの心拍数を調べました。すると、七四デシベルの強さのノイズを聞いているときに、乳児の心拍は最小となりました。興味深いことに、成人は三九カンデラの光にちょうど合う音の強さを問うと、七四デシベルであると答える人が最も多いのです。

さらに別の実験で、より強い光（一三八カンデラ）に慣れさせた後に同様の測定を行った結果、聴覚刺激の強さがより強くなると、心拍数の変化が小さくなることがわかりました。これは、視覚刺激に対して十分に慣れると、それに対応する音の強さにも一見慣れたような状態になるということです。

この現象についてはさまざまな解釈が可能ですが、ひとつの可能性として、視覚情報が聴覚野に伝わり、刺激に対して聴覚野を間接的に慣れさせたと解釈できます。別のグループの研究では、新生児を対象として、白色雑音を聞かせたときと、白色雑音を聞かせると同時に手首への電気刺激を合わせて提示したときとで、体性感覚の電気的反応を比べると、同時に白色雑音を聞かせたときのほうが電気的反応がより大きくなることを示しています。これはまさに聴覚信号が体性感覚野にも伝わっていることを意味します。

筆者らの研究に示唆を与えてくれる実験が、メルツォフとボートンによって行われました

(Meltzoff and Borton 1979)。実験では、生後一か月の赤ちゃんに凹凸のあるおしゃぶりと凹凸のないなめらかな丸いおしゃぶりを使いました。赤ちゃんが丸いおしゃぶりをしばらく吸った後に、二種類のおしゃぶりを見せると、多くの赤ちゃんが今しゃぶっていた方をより長く見るという結果になりました。赤ちゃんは、おしゃぶりを見ているわけではないのに、しゃぶったときの感覚だけで視覚的な形を捉えていることを間接的に示した結果といえます。

体性感覚の信号伝達経路

成人の脳では、体性感覚野から送り出される信号の経路が二つあります。一方は脳の頭頂葉の中の、より下の領域を通り、腹側経路と呼ばれています。もうひとつは体性感覚野から頭頂葉の上の方を通り、背側経路と呼ばれています。そして、腹側経路は三次元の形状情報を、背側経路は位置情報を処理し、伝達していると考えられています。手で顔の凹凸情報を捉えると同時に、顔の触覚情報によって手が触れた場所の顔の中での位置関係を捉えているという仮説と合わせて考えると、このことから、顔の位置情報は主に背側経路で、形状情報は腹側経路で伝達されるといえます。

ここで、それらの情報が、先ほど述べた一時的結合により視覚野に戻るように伝達され、そこで形態と位置の情報が統合されるのではないかと考えたわけです。ここでは詳細は割愛しますが、このような情報が視覚野に到達すると、ちょうど顔をピンボケで見ているときとよく似た活動が生ずることがわかりました。

なお顔の位置情報に関連して、体性感覚野から視覚野への背側経路の途中に、顔の一部を触ると反応するニューロンがサルの脳にあります。この部分はＶＩＰ（頭頂間溝腹側部）と呼ばれます。実はＶＩＰのニューロンは、触覚刺激にも視覚刺激にも応答します。さらに顔を触られたときだけでなく、顔のすぐ前のある範囲内に光が提示されただけでも応答するのです。おもしろいことに、この応答する範囲の大きさは、新生児が三〇センチメートルの距離からお母さんの顔を見たときの大きさにほぼ等しいこともわかりました。

コミュニケーション障害との関係

さらにおもしろいことに、体性感覚野では顔の刺激された部分の位置情報が口元を中心とする距離に応じて同心円状に表現されていることがわかっています。すると、顔を触ることでできる顔の視覚像もまた、口元を中心としたものになってしまいます。このことが興味深いのは、このような脳のシステムだけだと、顔を見たときに目ではなく口元を見てしまうと予想されるためです。別の研究から、相手の目を注視するときには扁桃体が強くはたらきますが、口を見てもそうはならないことがわかっています。一方で、扁桃体を損傷した患者は、目を見ずに口を見る傾向が強くなるという報告があります。

こうしたシステムのはたらきを考えることで、感情を司る扁桃体の活動が悪ければ、目を見ないで口を見てしまうということが説明できるかもしれません。また口を注視する傾向が強く見られることは自閉症児についても報告されています。もしかすると、自閉症のこのような特徴、さらにはコミュニケーション障害の特徴は扁桃体の活動が低いことと関係があるのかもしれません。

2　自らの行動が生む外界の変化を学習する――随伴性と社会性

運動に随伴するものへのソーシャルな反応

生まれたばかりの乳児は、自分が運動をすることに伴う外界の変化に対して敏感です。新生児（平均生後五三時間）は、おしゃぶりをしゃぶると歌が聞こえてくるようにしておくと積極的におしゃぶりをしゃぶることが知られています。また、生後二か月の赤ちゃんの足にひもをつけ、足を動かすとベッドの上のモビールが動くようにしておきます（図Ⅰ－14）。すると赤ちゃんは、自分が足蹴りをするとモビールが動くことに気が付き、その後二週間にわたって足蹴りが増加するということも知られています。

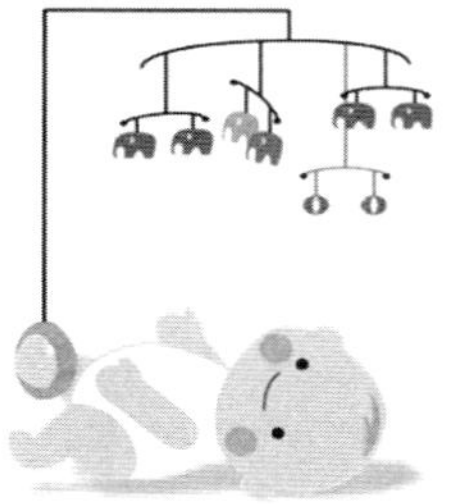

図Ⅰ－14　モビールを足につけると足蹴りが増加する

また、このように赤ちゃん自身の運動と随伴する刺激を三日から五日経験すると、そのモビールを見るだけで赤ちゃんは微笑み、クーイング（アーウーとかクーとかいう声を出す）をはじめ、ポジティブな感情を示すことも知られています。ですから、この頃の赤ちゃんにとって自分の運動と随伴する刺激はソーシャルな刺激であると感じているようです。ちょうど何かをするとにっこりと微笑んでくれるお母さんの顔のように、随伴性の高い刺激に対して反応するのです。

三か月児では自分の足の動きをディスプレイで提示したとき、遅延なしと遅延ありの映像を区別することができます。いずれのモビールをよく見るかは赤ちゃんによって異なるようです（したがって実験に参加した乳児全体では、統計的には有意に区別しているとはいえないのです）。さらに別の研究で三か月児は、随伴性は高いが完全ではないものによく注意を払うようになります。

ところが、五か月頃にはこの反応が変化します。つまり運動に対して随伴性の高いものと低いものを同時に提示すると、随伴性の低いものの方をよく見るようになるのです。またこの頃の赤ちゃんについて、随伴的に動く動き方をいろいろ調べてみると、足を縦に（身体方向に）蹴ったときに蹴った方向に動いても九〇度ちがう方向に動いても、赤ちゃんは随伴しているものと認識することができます。つまり動く方向は関係なく、自分の運動と時間的に随伴して動き始める運動に関心を示すのです。

養育者との随伴的インタラクション

このような随伴性の認識や学習が認知発達の上で重要であることはいうまでもありません。赤ちゃんが自分の運動との関係において因果関係にある事象を身につけようとする行動であると解釈することができます。

二か月児の赤ちゃんで、母親が子どもとビデオカメラを通して随伴的に相互作用をしている場合には、ディスプレイに映るお母さんの顔にポジティブな感情を示します。しかしそれが随伴的でなくなると、しかめっ面をするという報告もあります。また一般に子どもの反応により随伴的に反応する親に育てられると、乳児は自然な場面でより多くの微笑みや声などをあげることも知られています。また六か月の乳児で調べた結果では、感覚過敏の子どもは随伴性の検出能力が低いという結果が示されました。

ミラーリングの役割

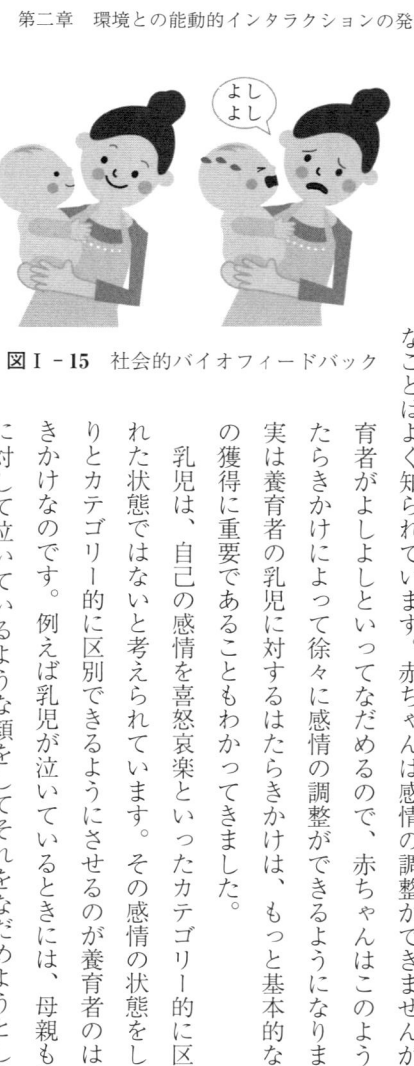

図Ⅰ－15　社会的バイオフィードバック

子どもの情動状態を調整する上で、養育者のはたらきかけがきわめて重要なことはよく知られています。赤ちゃんは感情の調整ができませんが、養育者がよしよしといってなだめるので、赤ちゃんはこのようなはたらきかけによって徐々に感情の調整ができるようになります。実は養育者の乳児に対するはたらきかけは、もっと基本的な機能の獲得に重要であることもわかってきました。

乳児は、自己の感情を喜怒哀楽といったカテゴリー的に区別された状態ではないと考えられています。その感情の状態をしっかりとカテゴリー的に区別できるようにさせるのが養育者のはたらきかけなのです。例えば乳児が泣いているときには、母親も乳児に対して泣いているような顔をしてそれをなだめようとします

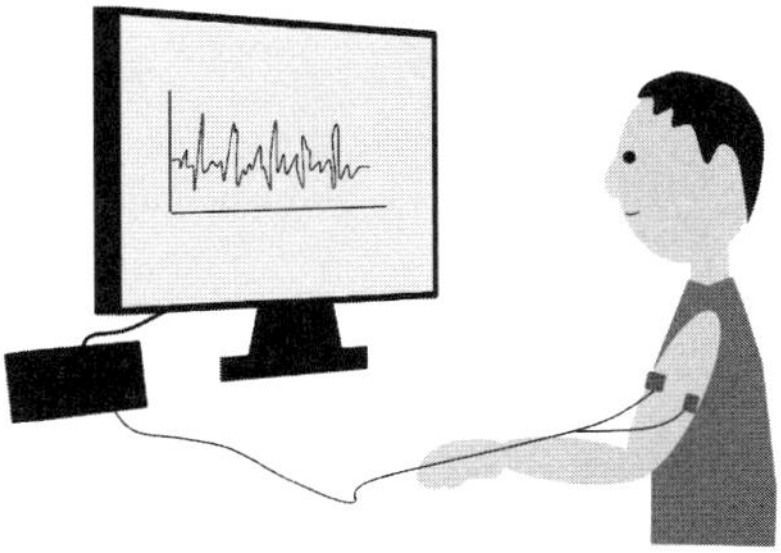

図Ⅰ－16　バイオフィードバック

（図Ⅰ－15）。また乳児が笑っているときは母親も笑ってはたらきかけます。このような親子のインタラクションはちょうど鏡のような模倣関係にありますので、ミラーリングと呼ばれています。

　表情のミラーリングのみならず、声のミラーリングによっても、生後一年の間、養育者の感情調整的相互作用が見られます。このような相互作用の中で赤ちゃんは何を学ぶのでしょうか。いうまでもなく、自分の顔は鏡で見ない限り、見ることはできません。だから、ある感情によって引き起こされる表情は、母親の顔を見ることによって、自分の表情を知ると考えられます。このように、養育者の情動的・反射的ミラーリングが乳児の情動状態への認知的感度の発達に重要な役割を演じているのです。

　このプロセスは、社会的バイオフィードバックと呼ばれています。バイオフィードバックという言葉はよく聞かれると思います。バイオフィードバックの例を挙げましょう（図Ⅰ－16）。例えば、筋肉をリラックスしようと思ってもなかなか自分ではすぐにリラックスできません。バイオフィードバックでは筋肉の電位すなわち筋電図を視覚的に提示され、その筋電が下がるように意図的に工夫をして、リラックスする状態を学習するのです。つまり、自己の身体の情報を工学的な装置を用いて視覚化し、それを見ることによって自分の身体の状態を知ることができます。その反応を見ながら適切な状態へ自分の身体の状態を変化させるトレーニングを行うことができるのです。これをバイオフィードバックと呼びます。

先に述べた乳児の情動の学習では、バイオフィードバックの提示装置に対応するのが養育者の声や表情であり、自己の状態は感情や表情である、ということになります。そして、養育者の声や表情を見ながら、自分の状態を知ることができ、さらには感情調整ができるので、社会的バイオフィードバックと呼ばれています。うつ状態の母親と子どもの表情と声の相互作用による研究からは、母親の煩わしいという態度とネガティブな情動表情が多いだけでなく、随伴的な情動相互作用が減ることが知られています。このような状態が続くと乳児の感情調整に、大きな影響を与えるようです。

自己受容感覚の機能と発達

ところで、自己運動に随伴的に動くものは、モビールや養育者だけではありません。最も随伴的な動きを示すものは自分自身の手の動きでしょう。手を見ていればそれが自分の思い通りに動いていることがわかります。このように自分の手は最も随伴的な対象でしょう。後で述べますが、このような随伴的な動きに対して乳児は非常に注意を払い、自分の運動制御の学習をしていると考えられます。

一方、私たちは、自分の体を見なくてもどんな姿勢でいるかがわかります。また手を見なくても、手の関節の角度や手が動いているといった感覚も得られます。これは個々の筋肉に自己受容感覚器と呼ばれるセンサーがあり、このセンサーによって筋肉の状態が時々刻々と脳に伝えられているからなのです。この自己受容感覚は、固有感覚と呼ばれることもあります。視覚情報は目を閉じれば遮断できますが、自己受容感覚は絶えず脳にその情報を伝えています。

自己受容感覚は、自分の身体の状態を知る上できわめて重要です。オリバー・サックスは彼の著書『妻を帽子とまちがえた男』の中で、興味深い症例を記載しています。クリスティーナと呼ばれる女性はある病気が原因で、自己受容感覚を失ってしまいました。その結果、彼女は足下を見つめていなければ、じっと立っていることさえもできなくなりました。手ですんなりと物を持つことができず、何か取ろうと手を伸ばしたり、食べ物を口に運ぼうとしたりすると、狙いがはずれてしまいます。狙ったところに手を動かしたいときには、ずっと手を見つめておかねばなりませんでした。身体のコントロールや調整ができなくなり、ひどくそれてしまうのです。

クリスティーナは次のようにいっています。「体の感覚がないんです。不思議な変な気分です。体がなくなったみたいです」「腕がもしかしてなくなるんじゃないかって。腕はここにあるはずなのに気がつくと別の場所にあるんです」。

自己受容感覚の発達は、例えば手の場合でいうと、自分の手を見ることによって促進されることが報告されています。先天盲の場合、自己受容感覚の発達が遅れます。このことから、自己身体に関する感覚を適切に得るには、自己受容感覚と視覚の統合がきわめて重要であることがわかります。サルを誕生直後から約二か月間、彼らの手が見えないようにして育てると、手の自己受容感覚を利用しないとできない課題の成績が悪くなることが知られています。具体的には、後に述べるような、物に手を伸ばして触れる到達把持運動と呼ばれる運動機能の発達が遅れるのです。

見える方の手を積極的に見る

赤ちゃんは二か月半から四か月半の頃に、自分の手をしっかりと見つめます（図Ⅰ－17）。この時期をハンドリガード期と呼びます。これまで述べたことから、この頃に手をしっかりと見ることは手の運動制御にきわめて重要であるとわかるでしょう。つまり手をしっかりと見ることで、手の視覚情報と自己受容感覚情報が統合され、将来、自分の手を見なくても手を対象物まで持っていくことが可能になるのです。

実は、ハンドリガード期よりもずっと前の生後一〇日ごろにはすでに、自分の手が見えるように手を動かす傾向があることが知られています。生後一〇日から三週間の新生児を対象として、次のような実験が行われました（図Ⅰ－18）。ベッドに新生児を寝かせて、手首にひもの端を付けておき、足の方に設置した滑車を通しておもりとつなげます。こうすると、手はおもりの重みで足の方へ引っ張られます。したがって、新生児

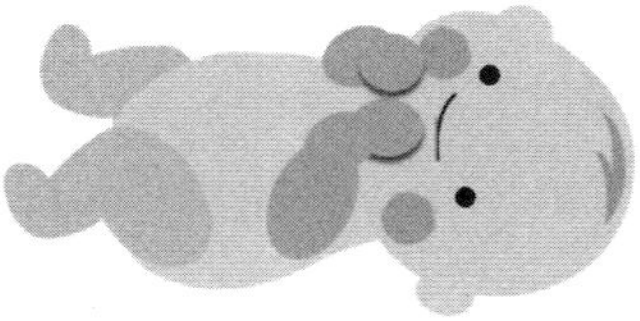

図Ⅰ－17　赤ちゃんは自分の手を観察する

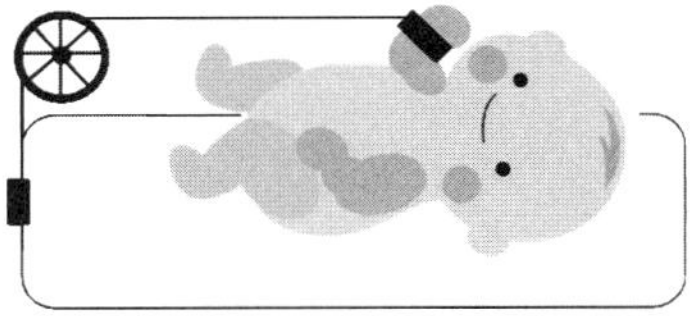

図Ｉ－18　赤ちゃんは自分の手が見えるように手を動かす

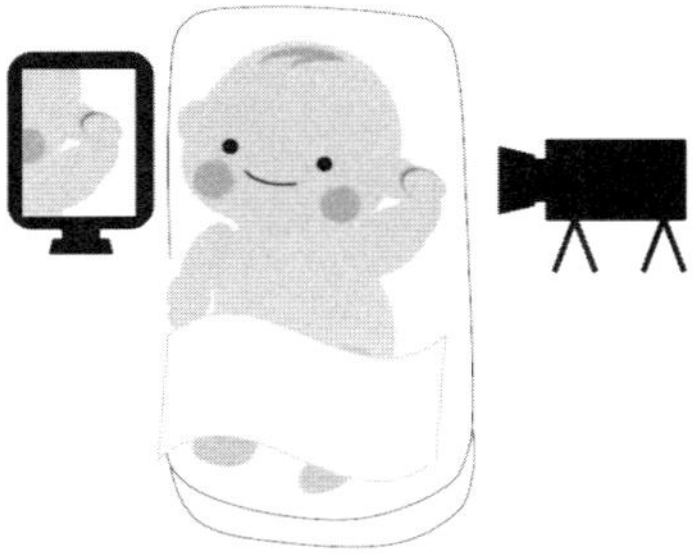

図Ｉ－19　ディスプレイを通して自分の手が見えるように手を動かす

は手に力をいれないと、手を顔の方まで持ってくることができません。この実験で、新生児は顔を向けている方と同じ側の手に積極的に力を入れて、その手を見るようにすることがわかりました。

また、顔を向けている方にビデオモニターを置き、新生児に見えるようにしておきます（図Ｉ－19）。そしてビデオモニターには、顔を向けている方と反対側の手が映るようにしておきます。こうすると新生児は、モニターに手が映るように、モニターの反対側にある手を積極的に持ち上げてくることがわかりました。つまり、顔を向けている方かどうかにかかわらず、新生児は自分の手が見えるように積極的に運動しているのです。この実験から、新生児は手を自分の視野内に入れて、しっかりと手を観察することがわかります。

以上のことから、手の視覚情報と自己受容感覚情報の統合は、すでに新生児期から始まっていると考えられます。

手を伸ばして物を摑む

物体に手を伸ばす運動を到達運動、手で物体を摑むことを把持運動といいます。そして、物体に手を伸ばして物体を摑む運動を到達把持運動といいます。ある研究では生後六週から二五週の間、七人の乳児に、手の運動に関して検査をくり返し受けてもらいました。検査の条件は二種類ありました。ひとつは、真っ暗闇で乳児の目の前に光る物体が提示される条件。もうひとつは、通常の部屋、すなわち照明下で物体が見える条件です。このような状況で観察すると、乳児は照明がある条件でもない条件でも、生後三か月になって初めて物体に手を伸ばすことができました。正確には、照明下で一二・三週目、完全暗室で一一・九週目でした。

これは何を意味するのでしょうか。乳児が生後三か月になり、物体に向かって到達運動が行えるようになるときには、自分の手の視覚情報がなくても正確に手を伸ばせることを意味しています。さらに照明下では一六・〇週目に、完全暗室では一四・七週目には、初めて物体に手を伸ばして摑むことができました。このとき、一六週目と一四・七週目の差は統計的に有意ではありません。したがって、乳児は四か月ごろに到達把持運動ができるようになることを意味しています。完全暗室でも照明下でも同様に到達把持運動ができるという事実は、自分の手や腕を見なくても到達把持運動ができるようになったということです。

第三章　予測的な運動機能と自己意識——新生児～生後八か月

1　到達運動と眼球運動の発達

物に向かって手を伸ばす

到達運動とは手を物体に伸ばして触れる運動です。もちろん到達運動は、生まれてすぐにできるわけではありません。それでも生後六日目頃から、届きはしませんが物体のある方に一〇センチメートル以上手を伸ばす運動が見られ、前到達運動と呼ばれています。

誕生直後から生後一六週目まで三週おきに、乳児の眼前に置かれた物体への前到達運動の推移が調べられました。乳児の眼前に物体を置いたからといって、常に前到達運動が見られるわけではありません。そこでその頻度を調べると、前到達運動の頻度は一週目から七週目までの間に減少し、その後再び上昇しました。この減少は乳児が物体に関心を示さなくなったのではなく、逆に物体そのものに注意を集中することにより、前到達運動が抑制されたものであると考えられています。また、前到達運動の形態もこの年齢で変化します。七週までは腕を前に伸ばす間、手は握ったままで開かれません。しかし七週を過ぎると、腕を前に伸ばす間で、かつ乳児が物体を見るときだけ手を開き始めるのです。

さらに一二週から三〇週まで三週間隔で乳児を観察し、動く物体に対する到達運動の発達が調べられました（図Ⅰ－20）。その結果、物体が適当な速さで動く場合、一八週目で彼らは動く物体をつかまえることができました。これは静止した物体に対する到達把持運動の発達とほぼ同時期です。また、動く物体に対する到達運動が予測的に制御されているのかどうかを調べるために、生後一八週から三六週の乳児の行動が観察されました。その結果、一八週ですでに予測的な能力が発揮されていることが明らかになっています。

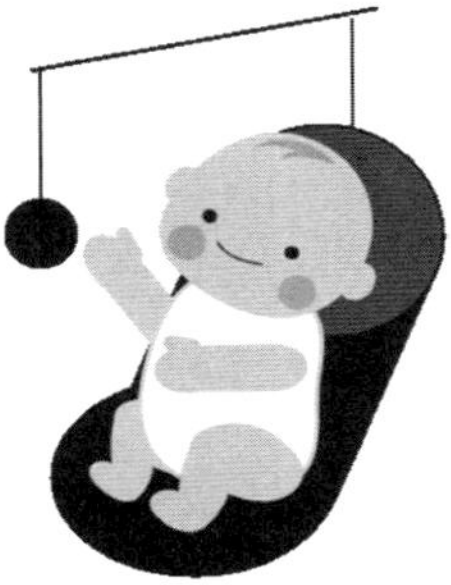
図Ⅰ－20　動く物体を捉える

到達把持運動と予測

物体に手を伸ばしてそれを摑むという運動を、到達把持運動といいます。この運動は、腕の到達運動（移動運動）に加え、手首の回転、手指の開閉から構成されます。乳児が物体に対して到達把持運動を行うときに、物体に接触する前に手の向きを変える、すなわち、手首を適切に回転できるかどうかが調べられました。これは、物体を見ただけで身体の調整ができるかどうかのテストになります。平均七・五か月の乳児では、自分の手が見える条件でも見えない条件でも、完璧に手首を回転することはできませんでした。しかし、手が見えない条件でも向きの異なる棒に対する手の向きは異なっていたことから、ある程度予測的な制御はできるようになっていたといえます。

前述のように、予測的な制御の傾向は一八週の乳児でも見られます。そこで、さらに詳しく到達把持運動における手首の回転を観察したところ、七か月以降では手を伸ばし始める段階で手首の回転が徐々に見られるようになり、九か月児になると成人との差は見られませんでした。また、七か月以降の乳児では、自分の手が見えるか見えないかはもはや関係がないこともわかりました。物体（棒）が到達運動の開始直後に見えなくなっても、この運動に差はほとんど見られませんでした。

この実験結果からわかることは、遅くとも七・五か月頃には、自分の手の視覚情報がなくても、物体の向きに合わせてあらかじめ手首を回転させるという制御ができるということです。また別の研究では、生後八か月で手の視覚情報によらずに、物体の位置を予測して手の運動方向を変えることができるようになることがわかっています。これらのことから、生後七か月から九か月の間に、予測的な制御ができるようになるのではないかと考えられています。

眼球運動の発達

眼を動かして視線を移す運動、すなわち眼球運動には二種類あります。まず、静止している対象の部分を目であちこちと注意を移動して見るための眼球運動です。例えば読書するとき、私たちは次々と目を動かしながら文章を読んでいきます。このような眼球運動をサッカードと呼んでいます。もうひとつは、動いている対象物を目で追う運動で、追跡眼球運動と呼ばれています。脳内では、これら二種類の眼球運動はそれぞれ、別のネットワークで処理されます。

中脳の上丘はサッカードの運動中枢です（中脳は脳幹の一部です。後掲図Ｉ-21参照）。上丘のはたらきによって、光刺激に対して反射的にそちらを見るように、サッカードが生じます。しかし大脳からの制御が発達してくると、大脳基底核から上丘へ抑制性の投射が形成され始めます。これは胎齢三六週以降に起こるといわれています。

この抑制がさらに前頭葉などのはたらきにより外されること、すなわち脱抑制が可能になると、随意的に見たいところへ視線を向けるような眼球運動ができるようになります。これは短距離走で行われるクラウチングスタートのようなものです。上丘レベルでは常に眼球は動こうとしているのですが、このはたらきは普段、抑制されています。しかし意図的に視線を動かそうとするときには、この抑制信号を外すことで、素早く視線移動ができるような仕組みになっているのです。誕生直後の乳児ではこの抑制を外す指令がしっかりできず、脱抑制が行われないため「強制注視」が見られます。すなわちじっと一点を見つめてなかなか視線を移さないのです。

動く物体を追跡する追跡眼球運動の発達は生後五か月の間に見られ、生後五か月目には追跡眼球

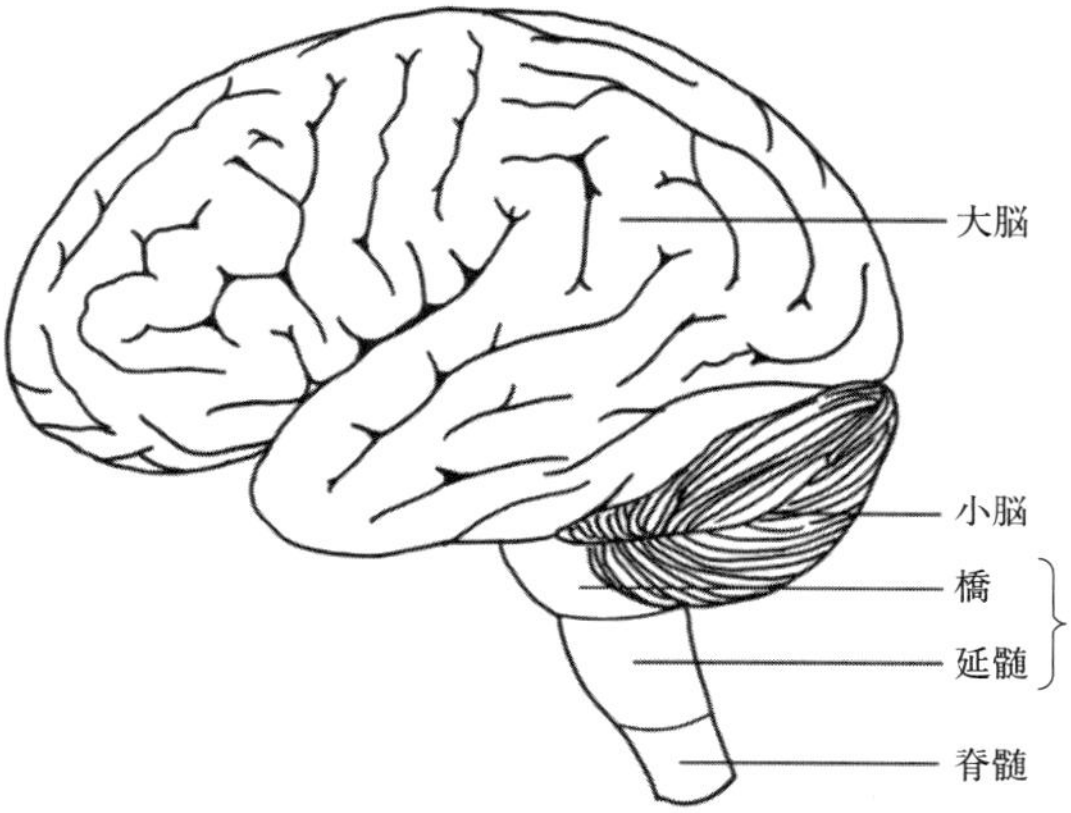

図Ⅰ－21　脳・脊髄の名称

橋の上で大脳に隠れたところに中脳がある。中脳・橋・延髄を含めて脳幹という。

運動の予測的制御が可能になるようです。生後五週目の乳児の場合、追跡眼球運動ができずにサッカードになります。なめらかに対象を追跡できないので、運動が断続的になってしまうのです。しかも、眼球運動は刺激の動きに対して遅れて追従します。したがってこの時期の眼球運動は予測的に生成されたものではありません。しかし二か月児ではかなりスムーズに追従できるようになります。

追跡眼球運動の制御は、対象物の視覚的な運動情報が視覚野からＭＴやＭＳＴと呼ばれる部位に伝えられ、それが小脳を経由して脳幹の橋に伝えられたのち、運動中枢である小脳に再び伝えられ、眼筋に信号が送られることで、制御されます（図Ⅰ－21）。ある程度ゆっくりと動く物体に対する追跡眼球運動では、対象物の動きに遅れることなく、視線をほぼ正確に向けて対象物を追いかけることができます。脳内では、さまざまな信号の伝達に必要な時間があるので、どうしても遅延が生じます。同様に、眼球運動を制御するのにも遅延が生じます。例えば、眼球を回転させる筋肉、すなわち眼筋に向けて運動指令信号が出てから眼球が動き出すまでにも、時間がかかります。ですから、追跡眼球運動で遅れることなく正確に対象物に視線を合わせて動かすことができるということは、脳内で対象物の運動に対して予測的な制御が行われていることを意味します。

視線の制御が自己意識の基礎？

すでに述べたように、胎児のうちから、眼球運動が見られます。胎齢四か月でゆっくりとした眼球運動が見られた後、胎齢六か月になると急速眼球運動が見られます。もちろん、誕生後には目を動かして外界のいろいろなものに注意を払うことができます。この視線制御が、自己を意識するという機能や自己と他者を区別するという機能の基礎であると考えられます。一見すると何の関係もなさそうに見えるはたらきどうしですが、果たしてどんな関係があるのでしょうか。

この基礎には、光の三原色説で有名な物理学者で、心理学や生理学の分野でも卓越した業績を持つ天才・ヘルムホルツの疑問があるのです。彼は、自分が目を動かすと網膜像は動いているはずなのに、なぜ外界は止まって見えるのか、という疑問を抱きました。この仕組みを説明するために、著名な初期の心理学者たちが、いくつかの仮説を立てました。その後、この中のひとつが実証され、

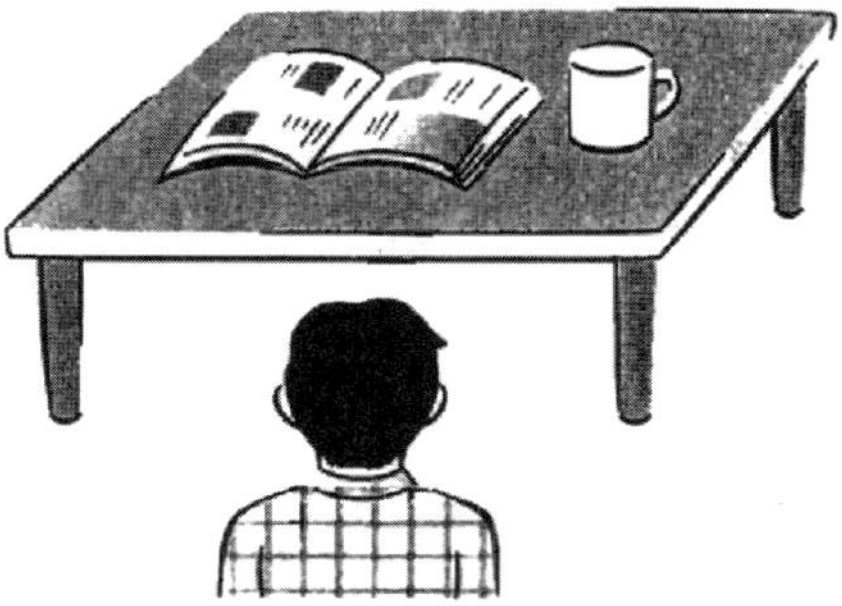

図Ｉ－22　対象物の位置を把握する方法

そして現在、それが自己意識や自己と他者を区別するはたらきと関係しているとわかったのです。まず、どのような仕組みで視線を制御しているのかについて紹介します。

座標系という概念

対象物の位置を把握するためには、何らかの基準が必要です。この基準を座標系、または参照枠といいます。例えば図Ｉ－22の状況でカップの位置を表すとき、「自分の体から右前方のどのくらいの距離にある」とか、「机の右端から三〇センチメートルのところにある」というように表せます。この例から、対象物の位置の表し方には二種類あることがわかります。前者は自分の体を基準としていますが、後者は自分の体とは離れた物を基準としています。前者の基準は自己中心座標系、後者は環境中心座標系と呼ばれます。これらは何に対する位置であるのかという点で異なりますが、私たちはこれらを両方とも使っています。また、このような座標系が脳内のどこにあるかということもある程度明らかにされています。

これまでにも述べたように、脳の情報処理は末梢から中枢に向かって徐々に、階層的に進んでいきます。視覚の情報処理の場合、網膜で情報処理がなされた後、後頭葉の一次視覚野に送られて処理されます。そして、その情報はさらに高次の中枢に送られて、高度な認知機能に繋がるわけです。

ここで、それぞれの部位での情報の表し方について考えてみます。まず情報処理の入り口は網膜です。網膜では、対象の光学像に対応する部分でそれぞれ処理されて、対象物の位置を表します。このような情報表現を網膜中心座標での表現と呼びます。当然ながら、眼球が動くと網膜像も動きます。つまり、同じ対象物であっても網膜上での位置は変わってしまいますから、網膜中心座標系での表現も書き換えられます。ところが脳の中枢では、目を動かしても対象が動かない表現になっているようです。この表現には、先に述べた自己中心座標系や環境中心座標系による表現がありま す。そして後に述べるように、このような表現があるからこそ、目を動かしたとき、網膜像は動くのに対象は止まって見えるのです。さらに、これらの表現によって複数の対象物の間の位置関係も把握できるのです。以後、簡単に相対位置表現と呼ぶことにします。

視線をコントロールする上丘

視線制御の中枢は、大脳皮質ではなく、より末梢の中脳というところにある上丘であることを紹介しました。中脳は前掲図Ｉ‐21の橋よりも上にありますが、大脳でかくれています。例えば、突然光が点灯すると、私たちは無意識のうちにそちらの方に目を向けます。このような視線の動きを反射的眼球運動と呼びます。その一方で私たちは、特に変化がなくても、いろいろな位置に意識的に目を向けることもできます。これは随意的な眼球運動です。上丘は、基本的に反射的眼球運動を制御しているのですが、ここに大脳皮

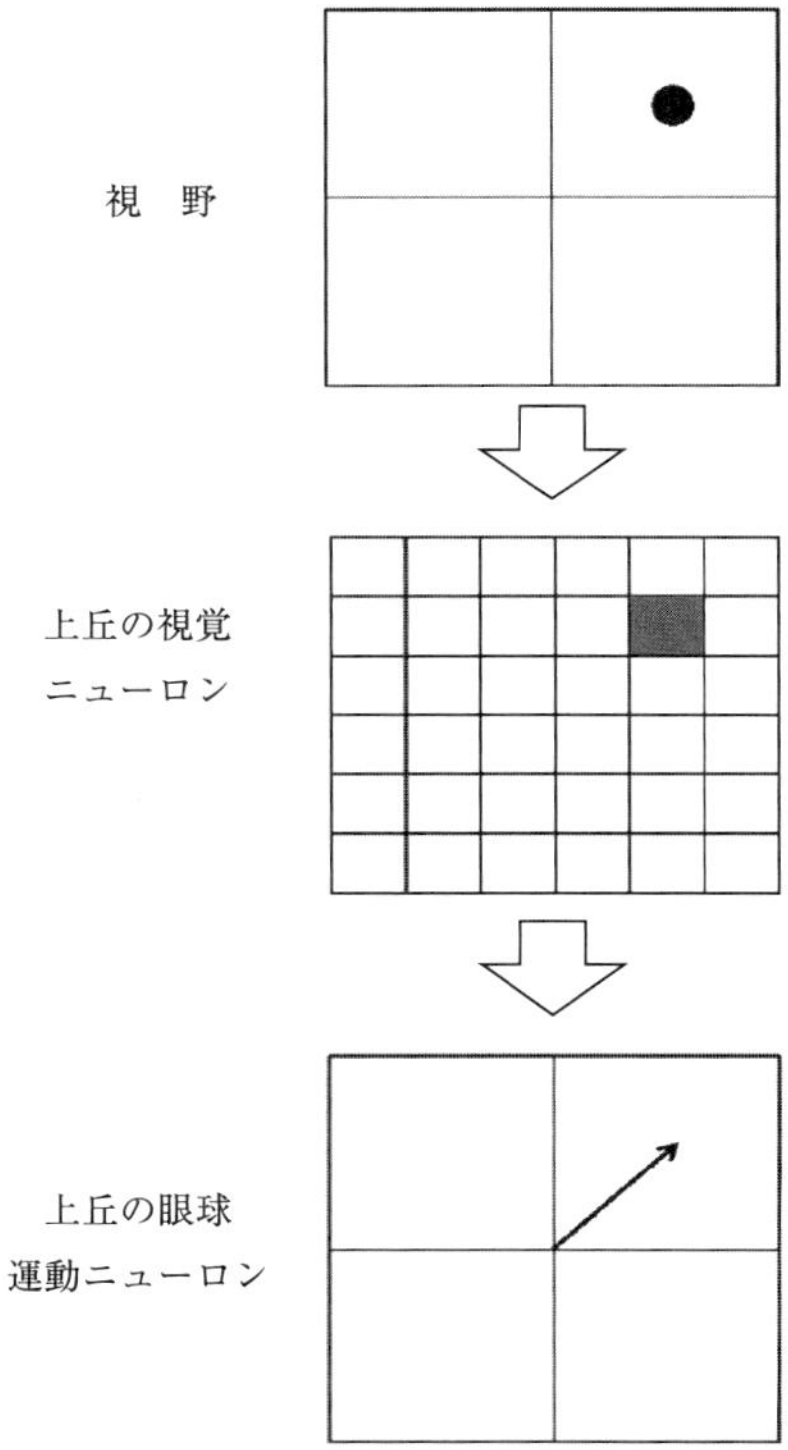

図Ⅰ－23　対象に目を向ける仕組み

質から信号が送られてくると、随意的な眼球運動が生成されます。では、そもそも反射的眼球運動はどのようにして生成されるのでしょうか。

上丘には、視覚ニューロンと運動ニューロンという二種類のニューロンがあります。視覚ニューロンは、図Ⅰ－23上のように視野を分割してできる小さい領域のうち、ある決まった領域に光が入ると反応するニューロンで、上丘に多数存在します。それぞれの視覚ニューロンは、図Ⅰ－24のように上丘の眼球運動ニューロンと対応する位置にあり、視覚ニューロンから眼球運動ニューロンへ

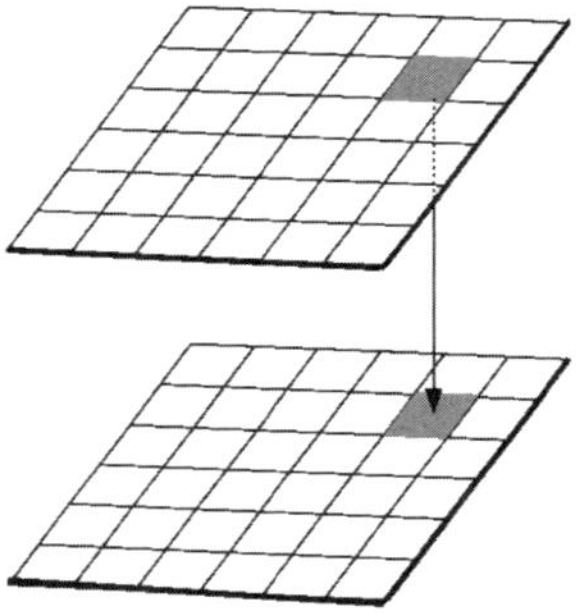

図Ⅰ－24　眼球運動を生成する仕組み

信号が伝達されます。それぞれの運動ニューロンは、図Ⅰ－23下のように、視野の中心からその光が提示された位置、すなわち反応した視覚ニューロンが担当する視野の領域までのベクトルに対応する眼球運動を生成するのです。

こうして視野のある位置に光が提示されると、上丘の眼球運動ニューロンのはたらきによって、今見ている位置から一定の方向と距離の眼球運動が生成されるのです。

2　予測機能の発達

乳児の視線は一度で届かない

乳児も、視野内の一点に光を出す（図Ⅰ－23上）と、そちらの方に注意を向けます。ただし、成人のように一回の眼球運動でその光を捉えることができません。言い換えると、図Ⅰ－23下のベクトルの方向は正しいのですが、ベクトルの長さが正確ではなく、かなり小さいのです。ですから視野の端に光を出すとその方向に眼

図Ⅰ－25　同じ大きさのサッカードがくり返される

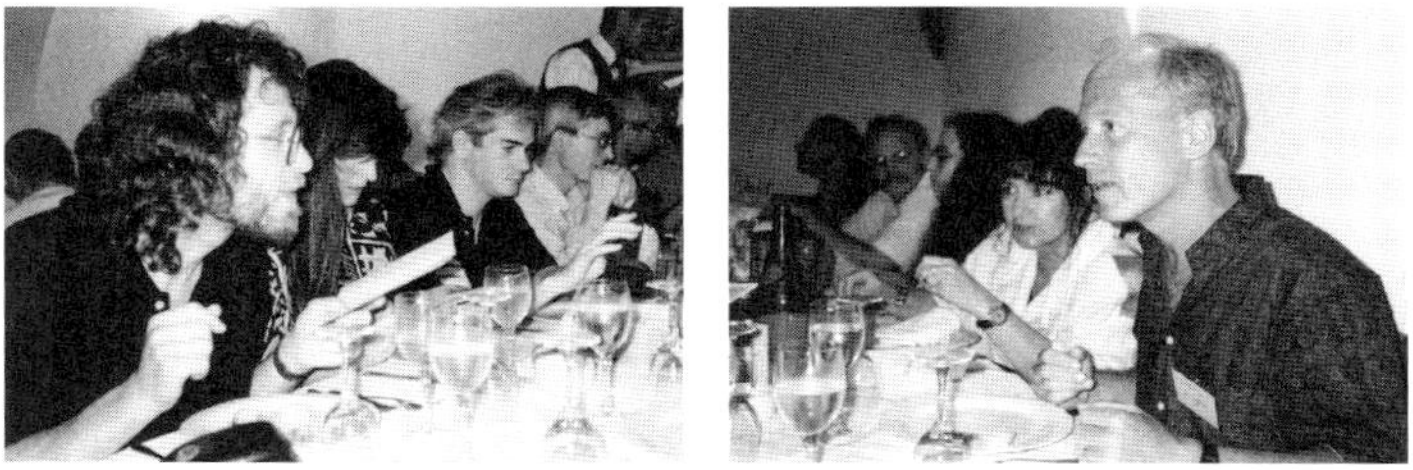

図Ⅰ－26　マーク・ジョンソン他，認知科学，発達科学の研究者たち
M. ジョンソン（左手前から１人目），J. コーエン（左手前から３人目），J. L. エルマン（右手前から１人目），A. カーミロフ－スミス（右手前から２人目），M. ファラ（右手前から３人目），J. L. マクレランド（右手前から４人目）。1992年，シチリア島にて筆者撮影。

球運動が生じますが、その大きさが小さいため、図Ⅰ－25のように同じ大きさのサッカードをくり返すことでようやく光を捉えることができます。二か月児ではこのような眼球運動が生じます。しかし、その後、次第にベクトルの長さが調整され、成人と同様に一回の眼球運動でターゲットを捉えることができるようになります。すなわち、乳児は発達するにつれ、ベクトルの長さを正確にコントロールできるようになるのです。このベクトルの大きさは、生理学ではゲインの調整と呼ばれていて、大脳ではなく小脳が深く関わっていることが知られています。

ターゲットの位置を正しく捉えるように

ギルモワとジョンソンは乳児の眼球運動について、図Ⅰ－27に示すようなおもしろい実験を行いました（Gilmore and Johnson 1997）。対象は三か月児と

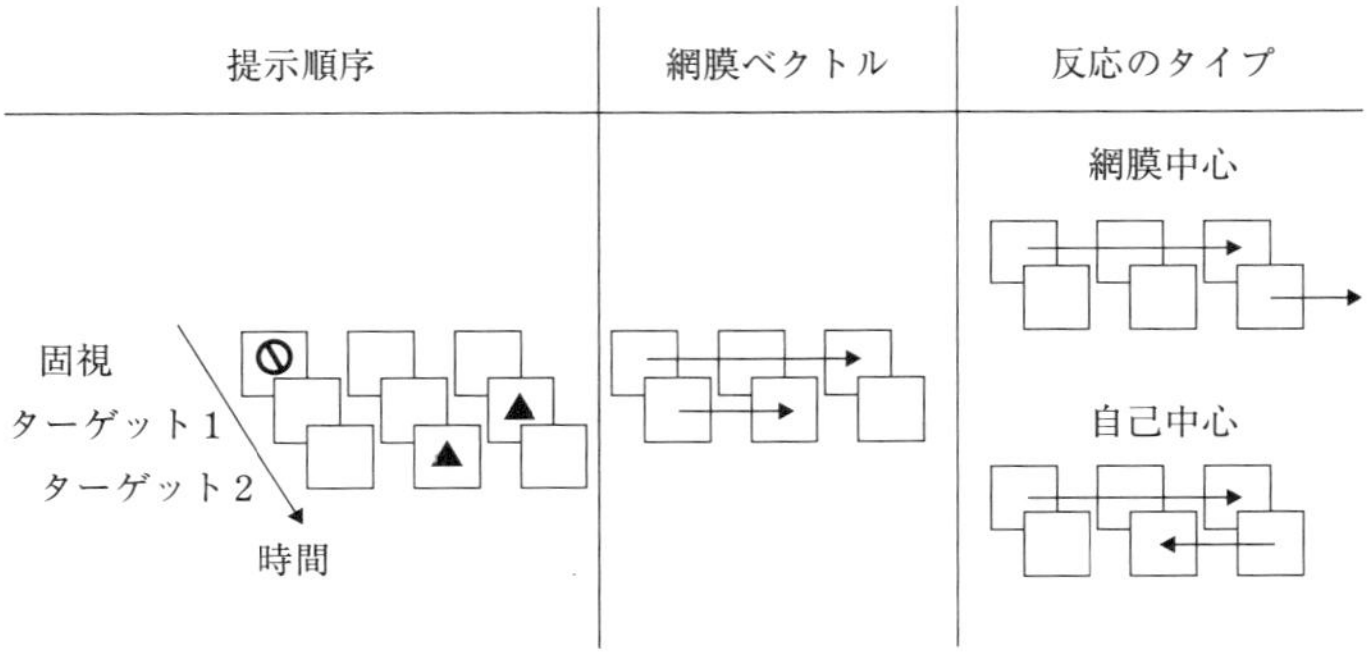

図Ｉ－27　３か月児と６か月児に対する実験

六か月児です。まず、図Ｉ－27の左側にあるように、ディスプレイの左側にマーク（⊘）が出てくるので、乳児はそれを固視します。その後、ターゲット１の図形（▲）、続いてターゲット２の図形（▲）が順に提示されます。ここで大切なことは、二つのターゲット図形が順に提示される間、乳児はまだ左の固視点から目を動かしていないということです。成人の場合、このような制約の下でも、まず右向きの大きな眼球運動が生じてターゲット１を捉え、次に、右から左に向けた小さな眼球運動が生じてターゲット２を順に捉えることができます。

ここで、視線制御の中枢である上丘がどうかかわるかを考えてみましょう。上丘は、固視しているところからのベクトルに対応する眼球運動を起こす機構です。図Ｉ－27のような状況では、固視点を見ている間にターゲット１とターゲット２が提示されるわけですから、上丘では図Ｉ－27の中央にあるような、固視点から右方向への長いベクトルと短いベクトルの二つのベクトルに対応する眼球運動が用意されます。したがって、この状況で上丘だけがはたらいて、この二種類の眼球運動が順に実行されるのであれば、図Ⅰ－27の右上のように、長さはちがうが同じ方向の眼球運動が続けて生ずることになります。つまり、上丘だけがはたらいているなら、図Ⅰ－27右下にあるような、私たち成人が見せるような眼球運動のタイプではなく、図Ⅰ－27右上のようにターゲット2から遠くはずれてしまう結果が予想されます。

実際に実験したところ、三か月児では、まさに上丘のベクトルに対応するような、図Ⅰ－27右上のタイプの眼球運動が生じることがわかりました。一方六か月児では、成人と同様に二番目の眼球運動は左に向けられて図Ⅰ－27右下のタイプとなり、ターゲット2を正しく捉えることができました。

大脳皮質による制御と相対位置表現の発達

これは何を意味しているのでしょうか。くり返しますが、上丘の眼球運動の実行機構は、固視している点からターゲットである光刺激までのベクトルを計算することです。それは今見ている点を中心にして、網膜に映っている位置をベクトルで表現するということです。すなわち、網膜上の座標系でベクトルを構成し、これに基づいて眼球運動を実行することになりますから、網膜中心座標による反応の決定といえます。

一方、この実験での成人の眼球運動の反応は、図Ⅰ－27右下のタイプになりますが、これはターゲットの位置を網膜座標ではなく、眼球の位置とは独立した相対位置表現に基づくものであるとい

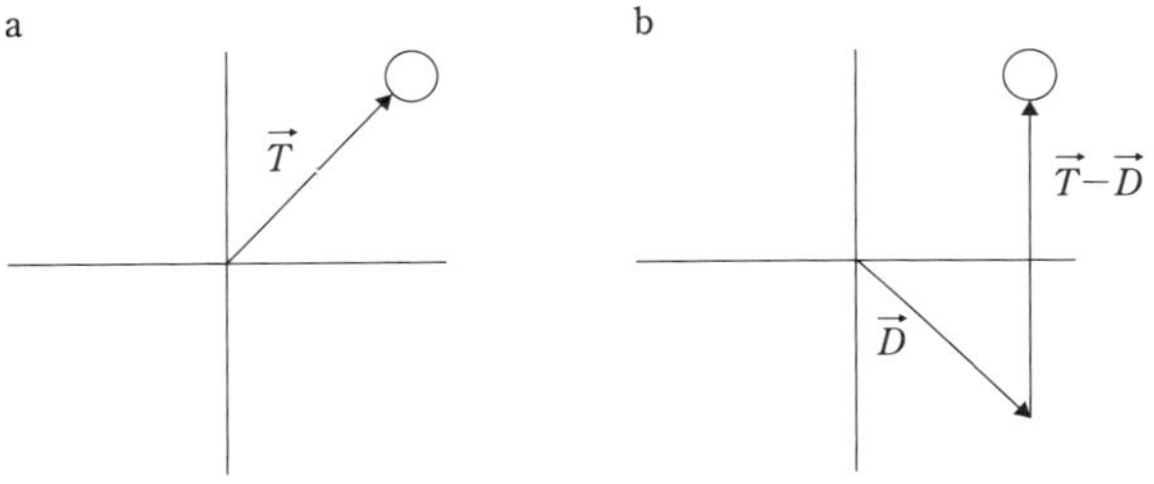

図Ｉ－28　電気刺激によって生ずる眼球運動も修正される

えます。すでにお気付きのように、このタイプの反応では、二番目の眼球運動の方向が異なっています。成人のタイプの眼球運動が成立するには、ターゲット1から左向きのベクトルが計算されなければなりません。このベクトルの計算には、今見ている固視点ではなく、まだ見ていないターゲット1を基準として、ターゲット2の位置を表す必要があります。つまり、成人のタイプの眼球運動は、現在の眼球の位置とは独立の対象物を基準として、ターゲット位置を相対的に表現することでようやく成立するのです。このことから、乳児は三か月から六か月の間に、網膜中心座標での位置表現から、網膜位置とは独立した相対位置表現へと発達したといえます。別の言い方をすると、対象の位置を正しく捉えられるように発達したのです。

相対位置表現はどのようにして作られるのか

例えば、ターゲットの光が提示されたら、その位置へすぐに視線を向けるように動物を訓練します。図Ｉ－28の白丸が光の出る位置です。図Ｉ－28ａの場合には、ベクトルＴの眼球運動が起こります。一方で図Ｉ－28ｂでは、実はベクトルＴの眼球運動の前に、ベクトルＤの眼球運動が起こ

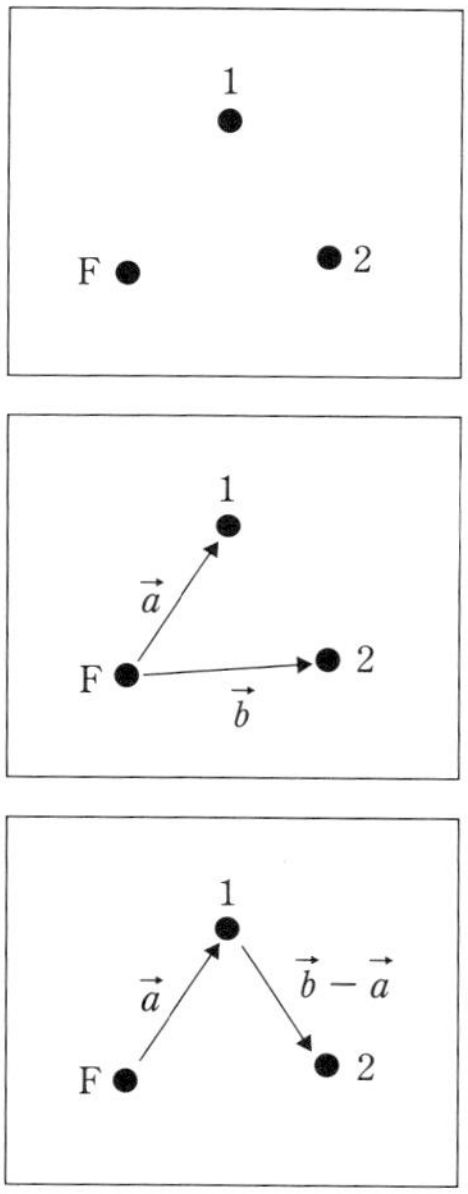

図Ⅰ－29　相対位置表現を作る仕組み

るように上丘のニューロンを電気刺激します。前節で述べたように、上丘のニューロンはある特定のベクトルに対応する眼球運動を生成するはたらきがあります。ですから、ある特定のニューロンを電気刺激すると、その眼球運動を引き起こすことができます。この場合でも、動物はその後、ターゲットに向かって眼球運動を正しく生成することができました。これは、正しい眼球運動に必要な

（ベクトルT）－（ベクトルD）

の眼球運動を生成できるような信号が上丘以外のところから送られてくるからだと考えられます。

もう少し具体的に説明しましょう。図Ⅰ－29上に示すように、最初に点Fを固視しているとします。そして光点が1、2の順で提示されるとします。このとき、まだ目は動いていません。ここで、光点が二つ提示された後に動物や人間は、まずターゲット1に視線を移動させ、続いて1から2に

視線を移動させなければなりません。しかしながら上丘では、図I‐29の中段に示すようなベクトルaとベクトルbに対応する眼球運動を生成します。これは前節でお話ししたとおりです。したがって、まずベクトルaに対応する視線移動が起こり、その後、点1から点2へ向かうベクトルに対応するような眼球運動が起こらないといけません。ここでベクトルの性質から、点1から点2へのベクトルは、ベクトルbからベクトルaを引くこと、すなわち

（ベクトルb）－（ベクトルa）

で求められることに注意しましょう。つまり正しく視線移動をするためには、ベクトルbに対応する眼球運動ではなく、たった今移動したベクトルaを、最初に上丘で求められたベクトルbからひいた結果得られるベクトルに対応させて、視線を移動させるのです。

このような計算を脳はどのように行っているのでしょうか。実は、たった今上丘からどのような眼球運動の指令を出したか、という信号は前頭葉の前頭眼野（後掲図I‐32参照）と呼ばれる部位に時々刻々と伝えられています。これを随伴発射と呼びます。そしてこの信号によって、目が現在どの位置にあるかということを、前頭葉が把握しているのです。この信号はその後頭頂葉に伝わり、頭頂葉から先に説明した正しいベクトル、すなわち図I‐29でいうところの

（ベクトルa）－（ベクトルb）

の信号が上丘へと伝わって、正しい視線移動が生ずるのです。つまり正しく視線移動を次々と行うには、眼球運動の中枢である上丘を大脳が適切にコントロールする必要があるのです。

先に述べた乳児の実験から、三か月から六か月の間に大脳がうまく上丘をコントロールできるようになるとわかります。ちなみに、上丘から前頭眼野までの随伴発射が伝わる経路や、あるいは頭頂葉が損傷されると、人間はこのような課題ができなくなることも知られています。

随伴発射と世界の予測

前節で述べたように、目を動かすと網膜に映る像は動くのになぜ世界は止まって見えるのか、とヘルムホルツは疑問に思いました。この理由については、眼球運動の指令信号が大脳に伝わり、それに基づいて網膜像の動きがキャンセルされるからだということがわかってきました。この、大脳に伝えられる眼球運動信号が、まさに随伴発射なのです。ただ、もう少しよく考えてみると、随伴発射というのは実は運動指令信号のコピーなので、そのままでは網膜像の動きをキャンセルすることはできません。運動指令信号から、その運動によって生ずる網膜像の動きを計算し、その上で実際に網膜から大脳に伝達される網膜像の動きの信号をキャンセルする、というのが正しい言い方です。つまり、このメカニズムは随伴発射だけでは説明できず、随伴発射に基づいて視覚情報の変化を計算する必要があります。この点については、次節以降で詳しく述べたいと思います。

この考え方が正しいかどうかは、次の方法で確かめることができます。自分の目を動かす筋肉、すなわち眼筋を麻酔させるのです。すると、上丘から信号が出力されても、目は動きません。ところが、運動指令信号に伴う随伴発射は、大脳に送られます。このとき、どういうことが起こるでしょうか。実はこの場合、網膜像は動かないにもかかわらず、人間は世界が動いたような知覚を感じるのです。

ところで、通常上丘から眼球運動指令信号が出力されても、目はすぐには動きません。その理由は、電気信号が筋肉に伝えられて、筋肉が収縮し、眼球を回転させるまでに時間がかかるからです。一方、随伴発射は、神経ネットワークを伝わる電気信号そのものですので、すばやく頭頂葉に伝えられます。それに電気信号の情報処理ですから、目が動くよりも早く処理がなされます。このように考えると、運動するよりも早いうちに、運動した結果生ずる情報を予測することも可能なはずです。事実、前頭眼野や頭頂葉のニューロンは、眼球運動に先立って予測的に処理の仕方を変えることが知られています。

受容野が先回りする

上丘の視覚ニューロンは網膜の特定の位置に光が提示されると反応します。これは上丘のニューロンが、網膜上のある特定の部位に受光部を持っているからです。この受光部のことを、生理学では「受容野」と呼びます。視覚に応答するすべてのニューロンは、受容野を持っています。脳の部位やニューロンの種類によって、受容野の大きさや位置が異なります。例えば、上丘の視覚ニューロンの受容野は固定されていて、眼球運動によって変化することはありません。しかし、随伴発射が伝わる前頭葉の前頭眼野や頭頂葉のニューロンでは、この随伴発射によって受容野の位置が移動するのです。しかもこうした受容野の移動は、実際の目の動きを先回りして生じることが、一九九〇年代にわかりました。視線の行き先に網膜が移動したことを想定して、受容野が目の動きよりも早く移動しているということは、まさに予測的処理なのです。この点については、次節でもう少し紹介したいと思います。

このようなはたらきがあるからこそ、ヘルムホルツが疑問に思った世界の安定性が得られるのです。随伴発射は次節以降の話でも重要になりますから、今一度整理しておきます。私たちが目を動かそうとするだけで運動指令信号のコピー＝随伴発射が大脳に伝わります。この信号が、目が動いた後のことを予測して処理を進めるのです。

3　予測・抑制の仕組み

なぜ世界は止まって見えるのか

第一節でヘルムホルツの疑問を紹介しました。彼は、目を動かすと網膜像は動くのに、なぜ世界は止まって見えるのか、と疑問に思ったのです。これについてフォン・ホルストは、目を動かそうとするときにはその結果として生ずると予測される像の動きをキャンセルするような信号が脳内で発生するのだ、と考えました。この信号が前節で紹介した随伴発射と呼ばれるものです。

ここでもうひとつ、フォン・ホルストは、自分が受け取る感覚情報には二種類あることを指摘します。それは、自分の運動とは無関係に生ずる外界の感覚情報と、自分が行為を行うことによって生ずる感覚信号という区別です。前者を求心性信号、後者を再求心性信号と呼びます。言い換えると、世界が止まって見えるのは、「随伴発射によって再求心性信号を予測しキャンセルするからだ」というのが彼の考えです。

フォン・ホルストは動物実験によってこのことを確認しました。またヒトでも眼筋を麻酔させて目を動かそうとすると、網膜像は動かないのに、世界が動いて見えることが確かめられています。これは、麻酔のせいで目は実際には動かせないけれども随伴発射、つまりコピーされた眼球運動信号が生じているからです。

先回りする受容野

前節で述べたように、視覚刺激に反応するニューロンはすべて、受容野を持っています。受容野とは、それぞれのニューロンが光刺激に対して反応する視野の領域です。通常は、視野の特定の領域に光刺激が提示されると反応をするので、受容野は視野の中の限られた位置に、特定の大きさを持っていると言えます。

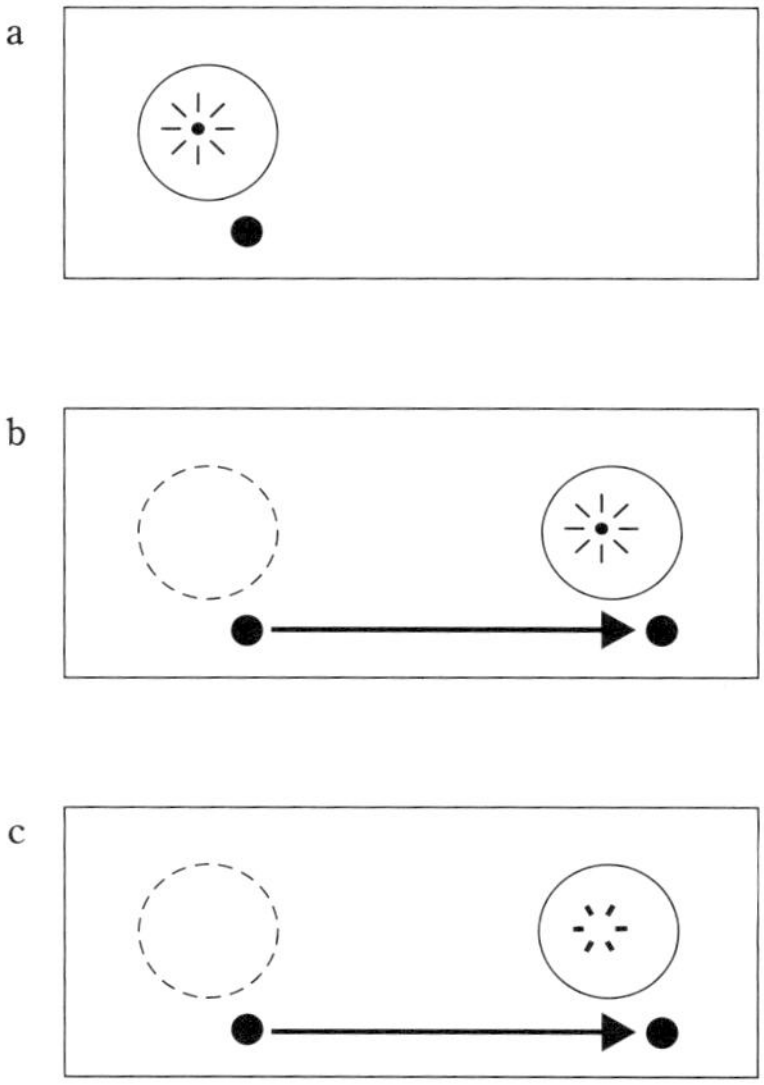

図Ⅰ－30　眼が動く前に受容野が動く

ところで前節では、受容野が先回りする例があると触れました。ここでは、このことを少し詳しく説明します。図Ⅰ－30は、頭頂葉のあるニューロンの受容野のふるまいを示したものです。黒丸は注視点、実線の円は視覚受容野を表します。図Ⅰ－30aのニューロンは、注視点の左上に受容野を持ちます。この受容野に視覚刺激（※）が提示されると、このニューロンは反応します。受容野は通常、視野内の決まった位置、つまり注視点に対して決まった位置にあります。目を動かせば、それに伴って受容野も動きます（図Ⅰ－30ｂ）。

このようなニューロンについてコルビーらが、サルを対象にしてニューロン活動を調べる実験を行いました（Duhamel et al. 1992）。まずサルが左から右へサッカード（急速眼球運動。第一節参照）するように訓練します。そして、サッカード後の受容野の位置を調べます。こうしておくと、サルが視線を動かした後の受容野がどの位置に対応するかがわかります。ここで、サルがサッカードをす

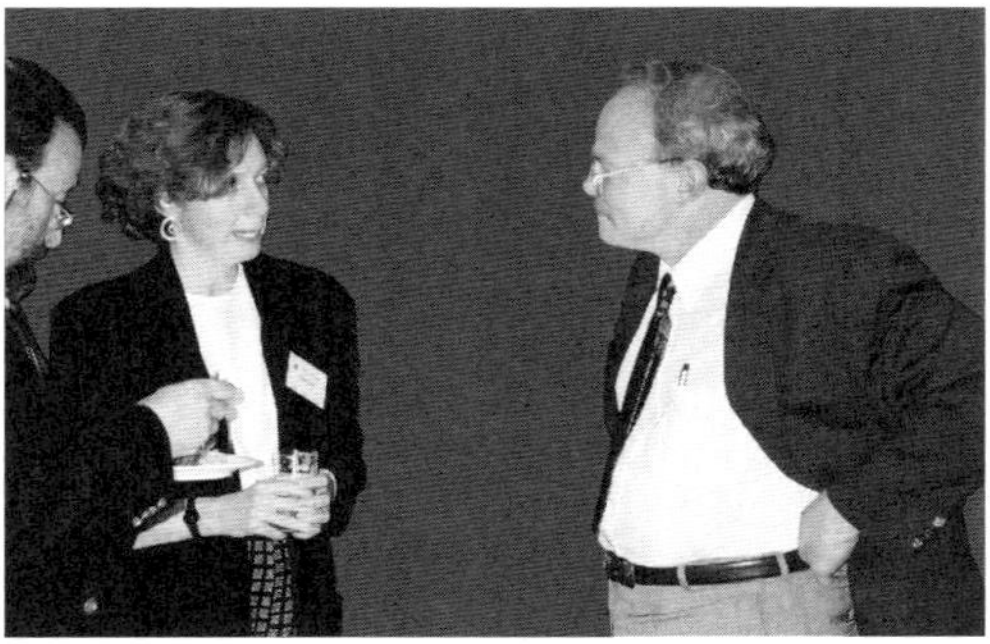

図Ⅰ－31　キャロル・コルビー（左）とジェームズ・マクレランド（右）
マクレランドは認知科学，認知神経科学の第一人者。1994年，京都にて筆者撮影。

る直前に、視線を動かした後の受容野の位置に光を提示します。すると、このニューロンは活動することがわかりました。ここで注意したいのは、光が提示されたときにはサルはまだ目を動かしていないことです。つまり、図Ⅰ－30ｂでいうと、注視点は左の黒丸の位置にあるので、受容野は破線の円の位置にあるはずです。にもかかわらずこのニューロンは光刺激に反応しました。このことから、このニューロンはサッカードを行った後の位置に受容野を先回りさせていることがわかりました。また、サッカード直前に移動後の受容野に光を提示し、注視点が右へ移動し終わる直前に光を消してしまったときも、やはり同様の結果が得られました（図Ⅰ－30ｃ）。

この実験から、頭頂葉にあるニューロンはサッカードよりも先に受容野を移動させることで、予測的に視覚情報を処理していると考えられます。またコルビー

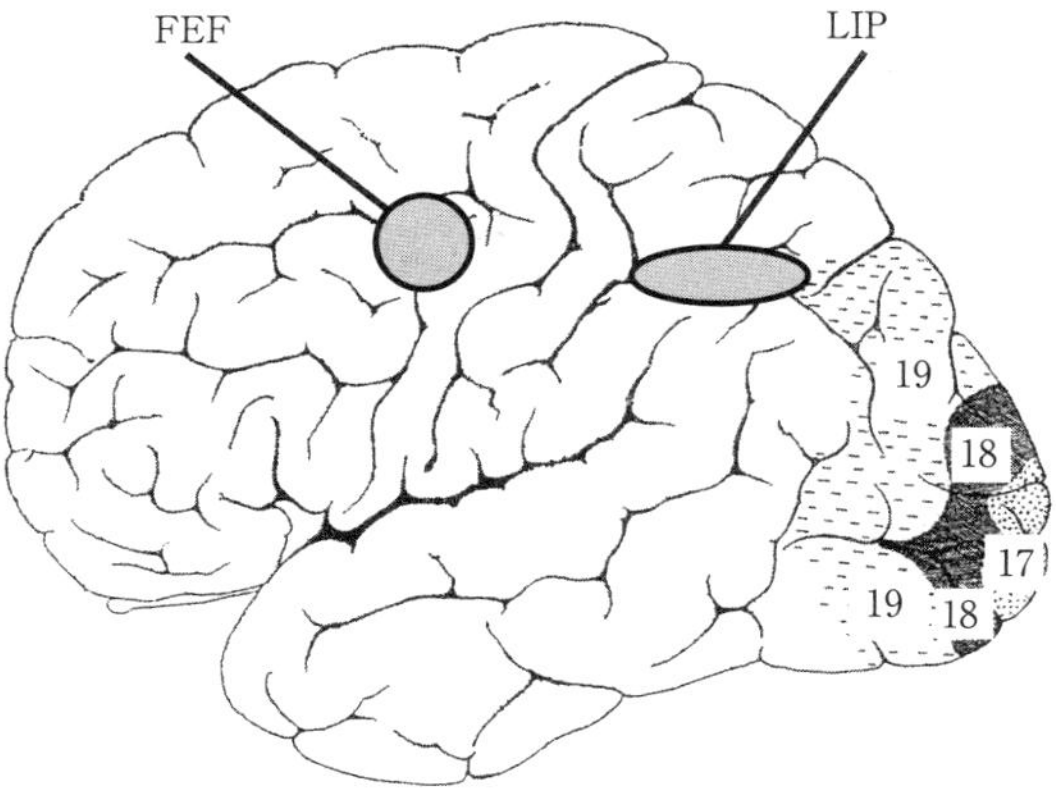

図Ⅰ－32　受容野が先回りする脳部位

らは、視線を動かさずに注意だけを右へ向ける場合には、このような受容野の移動は起きないことも明らかにしています。このことから受容野の先回りは、サルがサッカードという行為を行おうとする運動意図によって起きることもわかりました。これらの細胞は正確にいえば、頭頂間溝外側部（ＬＩＰ）と前頭眼野（ＦＥＦ）という領域で見つかっています。どちらも眼球運動に深くかかわる領域として知られています（図Ⅰ－32）。

ヒトの受容野も先回りする

さらにコルビーらは二〇〇三年に、このような受容野の移動がヒトでも生じることを、脳活動計測で間接的に確認しています（Merriam et al. 2003）。実は脳活動計測は、サルのニューロン活動を記録するよりも、活動を記録できる時間の解像度がはるかに粗いという問題があります。したがってヒトの場合、受容野がどの位置に対応するかをきちんと特定できません。そこで彼女らは次のような実験を行いました。まず、協力者はディスプレイの左端を見ています。次に、合図音がしたら、協力者は視線をディスプレイの右端に移動させます。このとき、サルの実験と同様に、サッカードの直前にディスプレイの中央に光を一瞬点滅させます。このような状況では、光の位置はサッカード前には右視野に、サッカード後には左視野に含まれることになります。このときに頭頂間溝外側部（ＬＩＰ）付近の脳活動を計測すると、サッカードが生ずる直前からすでに、左視野に対応する活動が見られることがわかりました。

先回りの仕組み

ここで、こうした受容野の先回りについてもう少し一般化して考えたいと思います。すでに述べたように、自己が何らかの運動または行為を行おうという意図を持つときにしか、受容野の先回りは生じません。つまり、意図された運動に基づいて運動の結果を予測しているのだと思われます。そして、前節で紹介したギルモワとジョンソンの実験から、このような受容野の先回りはおそらく生後六か月までに可能になっているのだろうと推測できます。

では、こうした予測は大脳ではどのように行われているのでしょうか。フォン・ホルストらの研究成果を基にして眼球運動の脳科学的研究が進み、随伴発射の存在が確認されました。眼球運動の中枢は中脳の上丘です。したがって上丘から運動指令信号を出すと同時に、そのコピーである随伴発射が発生し、行為の結果として生ずる感覚を予測するのです。運動指令が出てから眼球が動くまでにはずいぶん時間がかかります。それに対して随伴発射をもとに感覚信号を予測する処理は電気的に行われますので、実際の行為が生じるより早く予測できるわけです。

くり返しますがフォン・ホルストは、随伴発射から予測される信号が再求心性信号をキャンセルするのだと考えました。興味深いことに、このような機能が聴覚でもはたらいていることが確認されています。

眼には眼を、ではなく「二倍の眼を」

言語発達遅滞児や自閉症児の研究で有名なメルツェニヒらは、自分の声を直接イヤホンで聞く条件と、その声を再生したものをイヤホンで聞く条件での聴覚野の反応を比較しました（Houde et al. 2002）。いずれも音圧は同じで、音の客観的な大きさは同じなのですが、自分の声に対する聴覚野の反応は再生したものより直接聞くときの方がはるかに小さいことがわかりました。これは、自分の声を直接聞く場合は発声運動によって生ずる聴覚信号を予測し、再求心性信号を抑制しているためだと考えられます。

またハリらは、道具を使ったときに出る音についても、自分で動作を行う場合に聴覚野の信号が抑制されることを明らかにしました（Marticainen 2005）。つまり自分で出した音は、それよりも小さい音の信号を受信したときのように、少し弱い聴覚信号として処理されているのです。

さらにおもしろい実験があります。協力者にある強さの力を与えます。そして協力者に、与えられた力と同じ強さの力をかけてもらいます。すると、自分が生成する力は与えられた力のほぼ二倍にもなることが知られています。これも、自分が発した音声が小さく聞こえるのと同じ仕組みによ

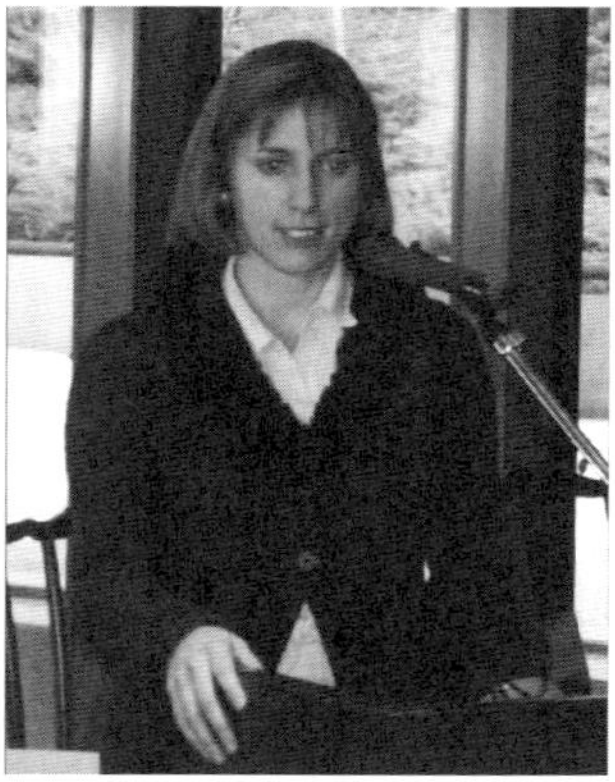

図Ⅰ－33　サラ・ブレイクモア
2004年，淡路島にて筆者撮影。

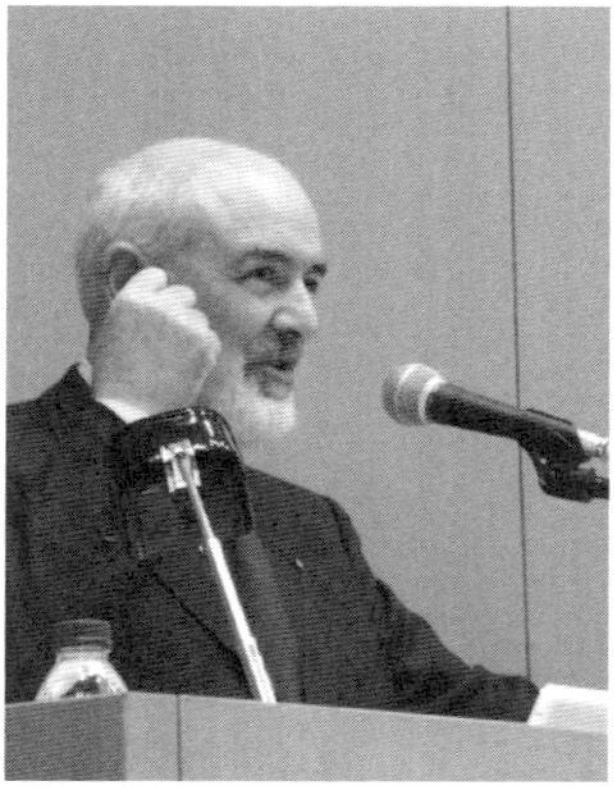

図Ⅰ－34　クリス・フリス
2004年，淡路島にて筆者撮影。

るものと考えられます。けんかがエスカレートするのも実はこのせいではないか、ともいわれています。

ブレイクモアとクリス・フリスらは協力者の手のひらをブラシでくすぐる実験を行い、協力者が自分でブラシを動かして自分をくすぐる場合と、実験者が動かしてくすぐられる場合の脳活動を比較しました（Blakemore et al. 1998）。その結果、自分自身でくすぐるときよりも実験者にくすぐられるときの方が、二次体性感覚野の活動が強いことがわかりました。このことは、自分でやる分にはくすぐったくなくても、人にくすぐられるとくすぐったいという経験上の感覚とよく一致します。この結果についても、やはり自分の運動によって生ずる体性感覚の信号を予測し、それを抑制しているためだ、とブレイクモアらは考えました。

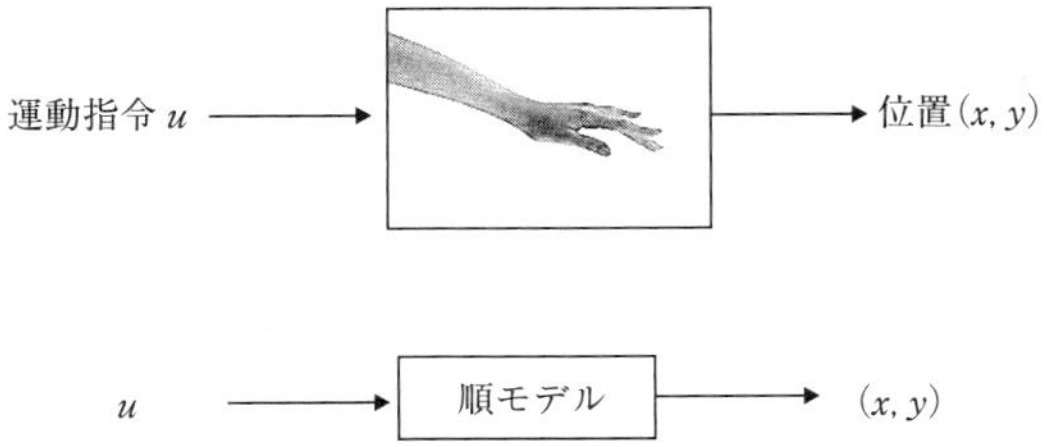

図Ⅰ－35　手の順モデル

感覚予測の仕組み

では、自分の行為によって生ずる感覚（再求心性信号）はどのようにして予測されるのでしょうか。おそらく、脳内には自己の運動指令から再求心性信号を計算するシステムが存在するはずです。このシステムは運動指令を入力とし、感覚信号を出力としますので、ちょうど私たちの身体と同型のシステムであるといえます。というのも私たちの身体は、運動指令を受けとり、それによって例えば手の位置に関する視覚情報などが変わったりするからです。このようなシステムを「身体の順モデル」と呼びます（図Ⅰ－35）。これはまさに、身体の知識であるといえます。この脳内の順モデルにより、運動指令から感覚情報を予測していると考えられています。

身体の順モデルは、絶えず身体に関する学習を行っています。したがって、たとえ身体の一部が変化するようなことがあっても、学習によってすぐにモデルを修正し、感覚信号を予測できるようになります。ここでは詳しく述べませんが、このような順モデルの学習機能があるからこそ、運動選手などが行うメンタル・トレーニングが効果的なのです。

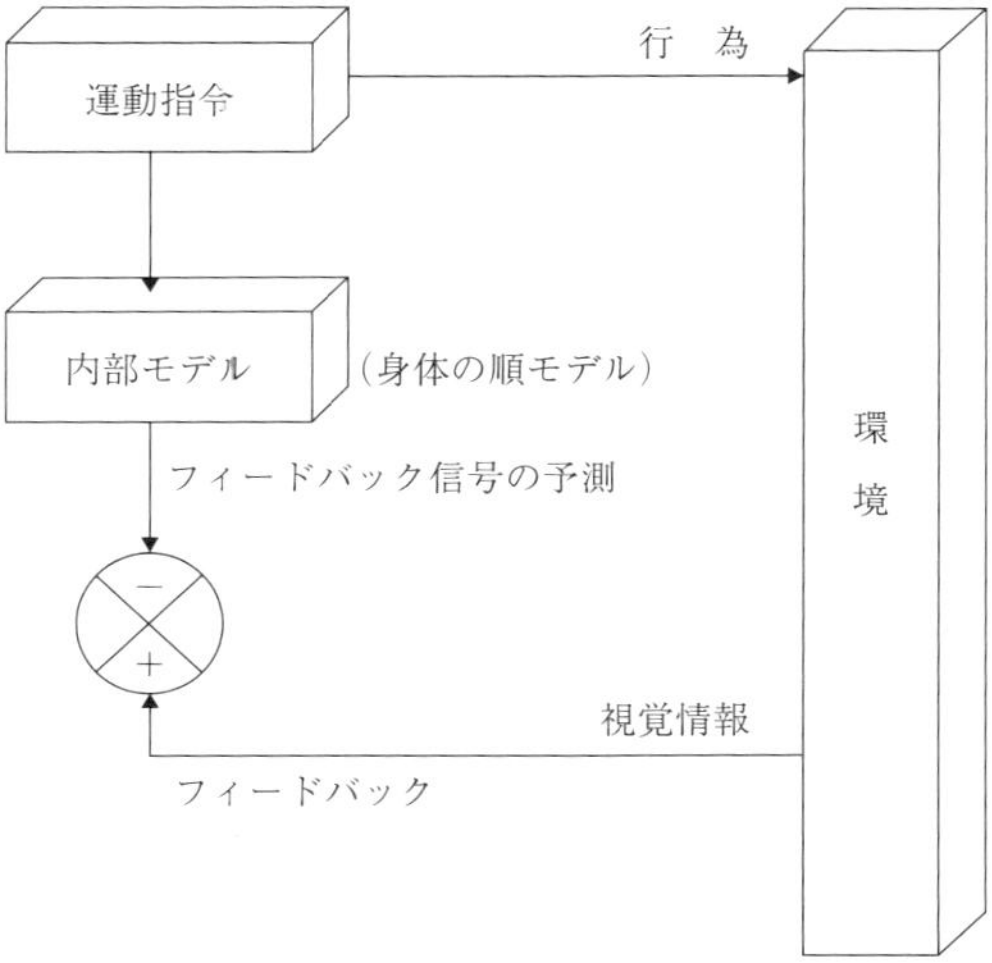

図Ⅰ－36　運動に伴う感覚信号のモニタリング

では、順モデルは脳のどこにあるのでしょうか。これに関しては現在も活発な研究と議論が重ねられています。有力な候補は、頭頂葉と小脳だと考えられています。

予測だけでは不十分

図Ⅰ－36に示すように、ある行為を行おうとすると、運動指令が身体に伝わります。それによって行為が生じ、その結果、身体に関する感覚情報が生じ（再求心性信号）、それが脳にフィードバックされます。脳内ではあらかじめこの感覚信号を予測しており、実際に生じた感覚信号と一致しているかどうかを確認（モニタリング）します。この確認作業がとても重要で、予測と実際との誤差がある程度以上であれば、それを修正するように予測が書き換えられるのです。この誤差の計算は、予測信号がフィードバック信号を抑制すること、すなわち感覚フィードバックへマイナス信号を送ることで実現されると考えられます。このような機構によって、自己の行為が生みだす感覚は小さく感じられるのです。

　第一節で述べましたが、手の運動の予測的制御は生後七〜八か月でできるようになります。これを図Ⅰ-36の枠組みで捉えると、この頃の乳児は自分の運動が引き起こした感覚を実際よりも小さく感じているはずです。また、七か月児は他者の「心が読める」という研究結果も報告されています。これらの事実から考えると、自己の運動予測と他人の心を読むということは関係があるのかもしれません。このことを考えるにはさらに多くの知識が必要ですが、第四章で改めて取り上げることにしましょう。

4　自己主体感とさせられ体験

信号の遅れと予測的処理

　私たちの脳の信号処理には、大きな時間遅れがあります。例えば、手を動かそうと思ってから実際に手が動くまでには、一〇〇〜二〇〇ミリ秒程度時間がかかります。また外界の情報が網膜に投影されると、それを検出するだけでも一〇〇ミリ秒、認識するにはさらに三〇〇〜五〇〇ミリ秒もの時間がかかるのです。このような遅れを考慮すると、私たちは常に過去の世界を見ていることになります。しかし実際はそう感じませんし、とても複雑な運動でもすばやく行うことができます。これは、脳が予測的処理システムで、手を動かそうと思ったら、それと同時に手がどのように動くかを自ら予測するからです。

ここで大切なことは、前節で述べたように、自分の身体の動きを予測するには、頭の中で身体のモデルを持っていなければならないということです。内部のモデル（すなわち知識）だけを使って予測する仕組みは dead reckoning と呼ばれています（これは船の航海法のひとつで、推測航法と呼ばれるものです）。しかし、モデルを作って予測するだけでは、正しく予測できません。実際には、私たちはいつも外界からさまざまな影響を受けているからです。そこで脳は、自己の身体のモデルを使って体の動きを予測するだけでなく、それによってどのような感覚が返ってくるか、すなわち感覚フィードバックも予測しているのです。このとき、感覚フィードバックが予測通りに返ってくれば、それは自分の身体の動きであるということです。その場合には特別な注意を払う必要はありません。つまり、何らかのアクションを起こす場合は、「アクションを起こした結果生ずるであろう感覚情報を常に予測し、その予測誤差をさらに次の予測に生かしている」という点が大切なのです。

予測する脳部位

筆者らの研究室ではちょうど一〇年前から、こういったことの基礎になる研究を行ってきました。例えば、次のような実験があります。ディスプレイ上で波線を描くように動くターゲットをマウスカーソルを使って追ってもらいます。このとき、マウスカーソルでターゲットを追跡中に、ターゲットかカーソルのいずれかが消えます。つまり、ターゲットすなわち追いかけるべき点が消える場合と、カーソルすなわち自分の動かす対象が消える場合の、二種類の条件を設けました。マウスカーソルは手を使って操作することで動いているという意味で、自己の運動指令による動きです。それに対しターゲットは、他者が動かしている外界の動きであるといえます。

実験中の脳活動を調べてみると、ターゲットであれカーソルであれ、消えている最中に前補足運動野（図Ⅰ-37）が強く活動しました（Ogawa and Inui 2007）。消える前と再び現れた後には、その活動は見られませんでした。このことから、前補足運動野は運動イメージを内的に生成するのに重要な部位であると考えられます。一方、消える前と再び現れた後に強く活動したのは、外側後頭複合領域（LOC）という部分でした。この部分は物体認知に重要な場所です。また、ターゲットすなわち他者による動きが見えなくなった場合は右の頭頂葉が、カーソルすなわち自分の動かしている対象が消えたときには左の頭頂葉が、それぞれ特異的に強く活動します。つまり、他者による外界の動きの予測は右の頭頂葉が担い、自分の運動指令による動きの予測は左の頭頂葉が担っているということがわかりました。

また、別の実験結果から、右の側頭頭頂接合部（略してTPJ、図Ⅰ-37）が、フィードバックとモデルからの予測とを合わせて、予測を更新しているのではないかと考えています（Ogawa et al. 2007）。さらに、右の頭頂間溝外側部（LIP、前掲図Ⅰ-32参照）付近では視覚フィードバックと予測との誤

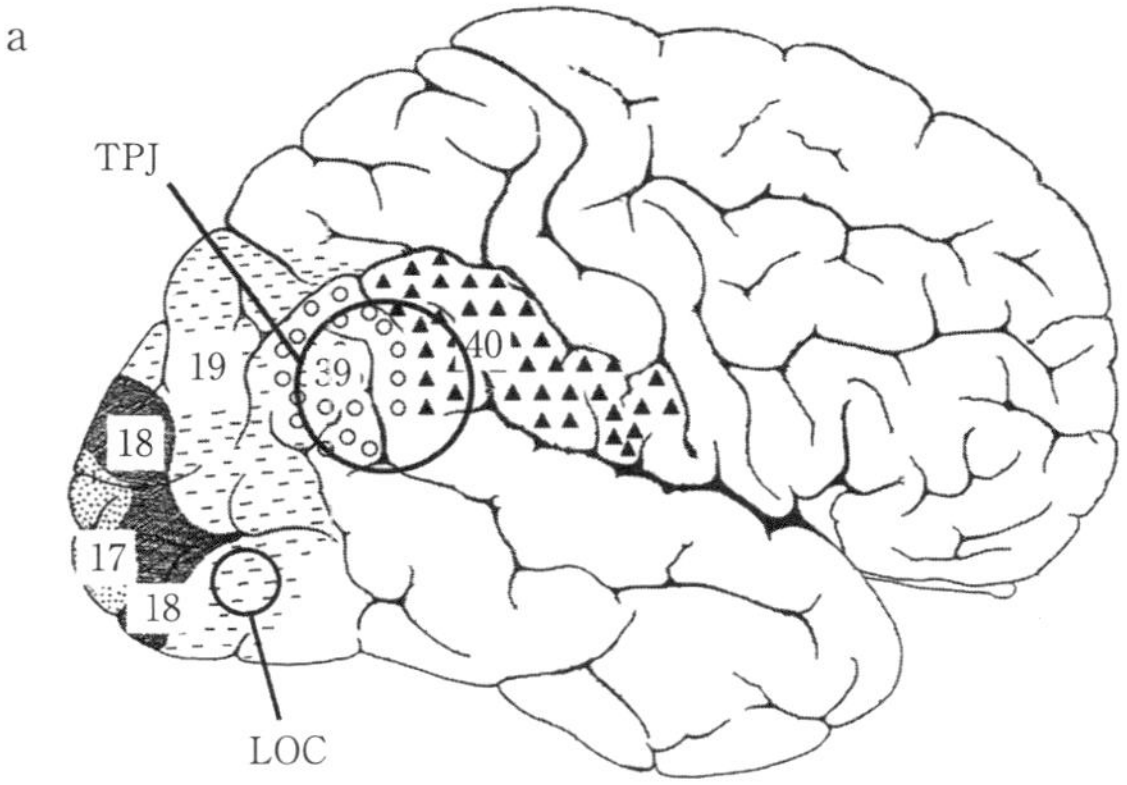

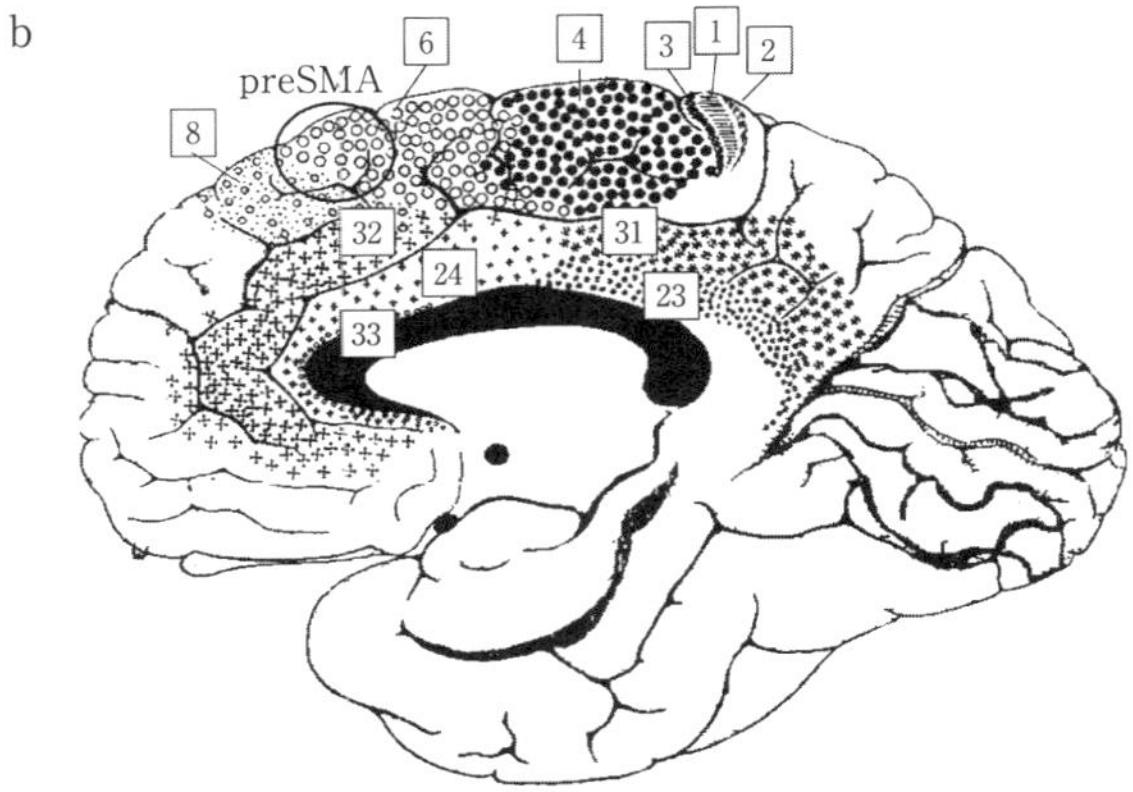

図Ⅰ－37　TPJ・LOC・前補足運動野（preSMA）の領域
（a）TPJ は 39 野と 40 野の一部。LOC は 19 野の一部。（b）前補足運動野（preSMA）は 6 野の内側面の前方部分。なお，6 野の外側部を運動前野と呼ぶ（図Ⅰ－10 参照）。

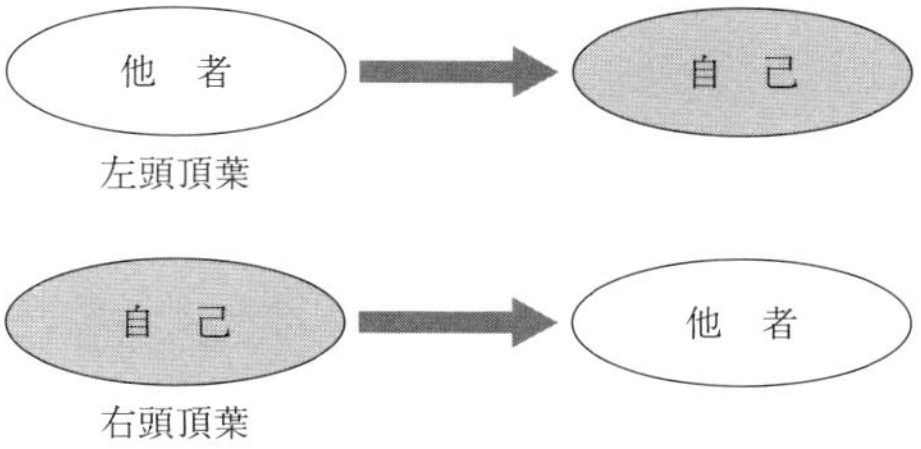

図Ⅰ－38　頭頂葉における情報の流れ

差を検出していることもわかりました。

左右の頭頂葉の役割のちがい

当時発表されていた多くの実験結果から、私は二〇〇七年に次のような仮説を提案しました（乾 2007）。これは、「左頭頂葉は、他者の動作を自己の動作に置き換える、あるいは自己が行う動作のイメージを作るときにはたらく。一方、右頭頂葉は、自己の運動・動作をもとにして他者のイメージを作ったり、物や他者に投影したりということを行っている」というものです。さらに要約すれば、「左頭頂葉が他者から自己へ、右頭頂葉が自己から他者・物への投射になっている」といえます（図Ⅰ－38）。

子どもの発達を考えると、最初は触覚などを通して自己中心的に対象を捉えていますが、発達するにつれて自己から切り離して環境中心的に捉えられるようになると考えられます。ウェルナーとカプランは一九七四年に、乳児は対象物を自己に縛られた行動物（ego-bound things of action）として捉えるが、成長するにつれて自己から離れた静観対象（ego-distant objects of contemplation）として捉えるようになると述べています（Werner and Kaplan 1974）。これらを総合すると、発達的には左頭頂葉が先に機能し始め、その後に右頭頂葉が機能し始めるのかもしれません。

統合失調症の「させられ体験」

統合失調症の陽性症状に「させられ体験（delusion of control）」というものがあります。これは統合失調症患者が、自ら行っている動作にもかかわらず、他人にやらされたと思う症状です。この症状を示す患者は、「祖父は私に催眠をかけ、私の足をいろいろ動かしています」、「何かの力によって、私の口が動き、勝手に話し始めてしまいます」、「あたかも誰かに操縦されているようです」などと訴えるのです。

させられ体験時の脳活動を調べると、頭頂葉の一部の活動が異常に上昇することがわかりました。具体的には右の下頭頂小葉であるといわれています。下頭頂小葉とは前掲図Ⅰ－37ａの39野と40野からなる領域ですが、それ以上に詳細な脳部位はわかっていません。先に述べたＴＰＪと重なっているか、近い部位がかかわっており、「させられ体験」のメカニズムは次のように考えられています。普通なら自分が行動するときには感覚フィードバックが予測通りに返ってくるので、誤差は小さくなるはずです。一方、他人に手を動かされたときは、運動指令は出ていないので感覚予測信号はありません。しかし受動的に動かされているので、その動きに伴う感覚信号（例えば筋感覚など）は生じます。これは誤差検出の部位に伝達されますが、感覚予測信号がないので当然ながら誤差は大きくなります。させられ体験時にはこの誤差評価が悪く、自分で動かした場合でも誤差が大きくなってしまうため「他者にやらされた」と感じてしまうのです。

自己主体感はどこからくるのか

では「自分は今、手を動かしているのは私だ」「手を動かしている」という感覚はどこからくるのでしょうか。ある人は「動くところを見ているから」と答えるかもしれません。あるいは、筋肉の自己受容感覚から来る求心性の信号により、動かしている感覚が生じると考えるかもしれません。残念ながら、これらの答えはどれも正確ではありません。先に述べたように、運動指令による予測とそれによって生じる感覚フィードバックの誤差が小さいときに、自ら手を動かしているという感覚が生じるのです。これを「自己主体感」と呼びます。

二〇〇九年、デマルジェとシリグは電気刺激を用いて、運動意図に関する実験を行っています(Desmurget and Sirigu 2009)。彼らの報告によると、驚くべきことに右TPJを電気刺激すると「自分は手を動かそうとした」という内因的な運動意図が生じたというのです。ところが実際にはその被験者の手は動いておらず、筋電図(electromyogram : EMG)を計測した結果でも筋収縮は見られませんでした。またこの被験者に「どのように手を動かしたか」を質問しても、答えられませんでした。一方、運動系の脳部位を刺激した場合には、実際に手は動きますが、このとき被験者が「自分の意図に反して運動を制御できない」と感じたことを報告しています。これは右TPJの活動を伴わずに運動が生じたためだろうと考えられます。

この実験で刺激された右TPJは角回という領域に相当します。つまり角回の活動が、自らが行う運動の意図や気付きに繋がるのです。角回の活動でこれらが生じる原因として、おそらく運動の順モデルのようなものが駆動されるためだろうと考えられます。頭頂葉には行為を選択したり予測したりする機能があるといわれています。これが「この信号を送ればこのように動くのではないか」という順モデルに繋がり、そのために運動の意図と気付きが生じるのではないかと思われます。このように右ＴＰＪは意図や気付きにとって重要なのです。大切なことは、運動意図なるものがどこかからやってきて脳が活動するのではなく、実はその逆で、右ＴＰＪの活動が上がることによって運動意図が生じるということです。

以上の話をまとめると、自己主体感は以下のようなメカニズムで生じるものだと考えられます。私たちの脳が何か運動指令を出すと、それに従って運動が起こり、感覚フィードバックが返ってきます。私たちの脳内には自らのボディ・イメージやボディ・スキーマ、そして運動モデルが備わっていて、「こういう指令を出せばこのようなフィードバックが返ってくる」と予測することができます。そしてフィードバックが予想通りに返ってきた場合には、予測機構が出力する誤差はゼロとなります。この場合には運動に対する特別な意識や注意は喚起されません。逆に予測と大きく異なるフィードバックが返ってくると、その運動は自らが行ったものではないと判断され、自己主体感が失われるのです。例えば統合失調症での「させられ体験」なども、このようなマッチングの齟齬によって引き起こされると考えられます。

予測機能と意識の発達

本章では予測的運動の発達を見てきました。ここで一度まとめてみましょう。眼球運動、特にサッカードでの予測的制御は六か月になると見られました。一方手の運動では、動く物体に手を伸ばすことが四・五か月で可能となります。また、ものに手を伸ばすとき、手を見なくても手の向きを調整できるのは七・五か月でした。これらの知見から、八か月までには運動予測を行って正しく運動する機能が獲得されると考えてよいでしょう。

運動意図や自己主体感はこの予測機能と密接に関係しています。やや短絡的ではありますが、八か月頃の乳児には実はこのような機能も備わっていると考えてもよいかもしれません。開らは、七か月の乳児が二秒前の自分の映像と、あらかじめ録画しておいた自分の映像とを区別できることを報告しています（Hiraki et al. 2004）。この事実も、乳児が無意識的に自己を感知している可能性を示唆します。

健康な心を支える三つの基本機能

八か月頃に運動意図や自己主体感が芽生えると考えましたが、その頃の乳児には「はいはいを始める」「〝いないいないばあ〟で遊ぶ」「人見知りが始まる」などの特徴があります。また、この時期を過ぎるといわゆる「九か月革命」が起こるといわれます（トマセロ 2006）。八か月までの乳児は自分と対象物（例えばおもちゃ）との二項関係のみを把握しているが、九か月になると、自分と対象物と養育者との三項関係が理解できるようになる、というのです。そして、養育者と同じものに注意を向けること（共同注意）や、さまざまな動作の模倣などができるようになります。共同注意と動作模倣は高度な知識を獲得する上で必要な機能です。

私は次の三つの機能を、心を支える重要な機能として捉えています。これらは特にコミュニケーションに重要となります。まず、本章で紹介した「予測と自己モニタリングシステム」で、これ以外に、「like-me システム」、「different-from-me システム」の二つがあります。これらが互いにうまくはたらくことによってコミュニケーションができるというのが私の考えです。

「like-me システム」は、他者と自己が共通の知識を持つことによって、他者動作や意図を理解するシステムです。この機能はミラーニューロンシステムと呼ばれるネットワークに支えられています。このはたらきのおかげで私たちは、自己の運動系を使って他者の動作を理解することができるのです。つまり自己と他者が共鳴するのです。このような共鳴による理解は、コミュニケーション中の二人の脳活動を、脳波や機能的ＭＲＩを使って同時に記録することで実証されつつあります。

「different-from-me システム」は他者の心を読むシステムです。この機能のおかげで私たちは、他者の視点で物事を考えたり、外見的には見えない他者の心の内を推測したりできるのです。「like-me システム」が他者の外面的な動作を理解する機能を持っているのに対し、「different-from-me システム」は他者の内面的な心の状態を推定する機能を持っているのです。この二つのシステムが相互作用しながら、コミュニケーションは成り立っています。このことは、前述の二人の脳活動の同時計測からも示されています。

第四章　like-me システムと different-from-me システム

1　like-me システムとは

模倣の発達

乳幼児の模倣の発達過程で最初に見られる模倣として、出生直後に新生児が顔の表情を模倣することをメルツォフとムーアが発見しました（Meltzoff and Moore 1977）。彼らの新生児模倣に関しては特にデータに再現性があるかどうか、当初は賛否両論が沸き起こりました。しかしその一〇年後、平均四日目の新生児は舌を出す動作や、手を開いたり閉じたり（グーパーグーパー）する動作を確実にまねることをビンターが確かめました（Vinter 1986）。ただし、確実な模倣には実験者（模倣実験ではモデルと呼びます）がどういう動作をするかが重要であること、さらに、舌出しは頭部の横方向の運動と、手の開閉動作は腕の運動と、それぞれ強く結びつけられていることも明らかになっています。

さらにその一〇年後、つまりメルツォフの発見から二〇年後になって、クギウムツァキスは厳密な統制のもと、一四名の赤ちゃんを対象として生後平均三二分から六か月目までの模倣能力を調べました（Kugiumutzakis 1999）。これは同一の対象者を長期にわたって追跡する縦断的研究です。モデルは口を開ける、舌を出す、まばたきするなどの動作を赤ちゃんに向けて行いました。また/m/、/a/、/ang/などの音声をリズミカルに発声しました。その結果は明確でした。生後四〇分も経たない新生児でも、口を開ける、舌を出す、まばたきなどの顔面モデルを模倣しました。音声については、/a/に対しては明らかに模倣しようとする動きが見られましたが、/m/、/ang/ではそれが見られませんでした。ここでひとつ大きな疑問が生じます。新生児は自分の顔を見たことがないにもかかわらず、なぜ表情の模倣ができるのでしょうか。本章ではこのメカニズムを検討していきます。

ちなみに、赤ちゃんの模倣は早くから見られるのですが、実は舌出しと口を開ける模倣は一・五か月を過ぎると急速に減少します。さらに舌出しの場合は、三・五か月を過ぎてから再び増加を始めます。一方、音声模倣は二か月頃から増加し四・五か月以降に減少することがわかりました。なお模倣の種類を問わなければ、模倣機能自体は六か月の間はたらき続けることが確認されています。

生後六か月頃から手の運動の自動詞的模倣、例えば「バイバイ」「イヤイヤ」等の身振りのように、物を使わず体だけを使った動作を模倣するようになります。そして物体の操作が可能になると、物を使った他動詞的模倣が見られるようになります。またこの頃から、観察した他者の動作を目的志向的に理解するようになることが知られています。例えば、六か月児に到達把持運動（手を伸ばして物を掴む運動）を観察させると、新しい軌道よりも新しい把持物体に対して乳児は注意を払い、注視時間が増加します。逆に異なる軌道であっても（対象物までの運動経路がちがっていても）対象物が同じなら乳児は驚きません。すなわちこの結果は、同じ軌道の動作であっても把持する物体がちがえば、それは異なる動作だと理解できていることを意味します。

他動詞的動作は、運動それ自体とその動作がもたらす結果という二つの要素を含みますが、八〜九か月頃にはその二つを区別した動作を生成できます。その後一二か月頃になると、他者の行為を観察することで運動と結果の関係を学習し、さまざまな他動詞的模倣ができるようになります。

運動予測機構との関係

五〜六か月で、自分の手を見なくても対象物へのスムーズな到達運動ができるようになります（第二章）。また眼球運動においてはダブルサッカードができるようになります（第三章）。七・五か月では、手を見なくても手の向きの調整ができます。したがって、生後六か月までに自己の運動における感覚運動統合ができて、「この感覚が得られるのは、このような運動をしたときだ」とわかるようになり、運動の予測メカニズムの基礎ができます。そしてこのメカニズムがその後の運動発達の基礎になると考えました。すなわち、この頃の学習で最も重要なのは運動結果の予測メカニズムの構築である、ということです。この重要性は第三章に述べました。

自己の運動による結果の予測には手や眼の順モデルの学習が必要で、それにより自分の身体の視覚情報と運動指令や体性感覚情報とをマッチングできる、ということを第三章までで見てきました。また手の運動に伴う手の空間位置を推定できることで、手の最終的な到達地点すなわち到達目標の表象も可能になります。おそらくこのような機構は模倣においても重要な役割を果たしているにちがいありません。

しかし、手の順モデルを利用した予測制御ができ、目標物の空間的位置を身体的に理解できたとしても、観察している他人の動作をどうやって自己の運動に変換するのでしょうか。動作模倣における視覚から運動への変換、あるいは聞きまねにおける聴覚から構音運動への変換は、どのように実現されるのでしょうか。

like-me システム

この疑問についてメルツォフは、発達心理学では有名な like-me 仮説を提唱しました。これは、赤ちゃんが見ている対象（親）を自分と同じような存在だと自動的に思い込むことで、いろいろな模倣学習ができるようになるのだという考えです。そして生まれたばかりの新生児でも顔や手のさまざまな自動詞的運動を模倣することは、視覚的な知覚入力と運動出力が自動的かつ直接的に照合されている証拠だと考えられてきました。この章の最初に述べた新生児模倣の発見から二〇年後、メルツォフとムーアは新生児模倣の説明を試みた論文の中で、能動的異種情報間写像理論（active intermodal mapping theory：AIM）を提案しました（Meltzoff and Moore 1997）。これは、人間は生まれながらにして視覚的に観察できる他者の動きを自己の運動感覚と照合する能力を持っているという考えです。このために彼らは、視覚情報と自ら生成した行為の自己受容感覚を照合するための、モダリティーを超えた表象システム（supramodal representational system）の存在を仮定しました。彼らの考えによれば、こうした照合を可能にするlike-meシステムとは自己と他者を同一視し、表象を共有するシステムであるといえます。このようなシステムがあるからこそ、赤ちゃんは物体の動きよりも人間の動きに選択的に注意をし、他者の動作を模倣することができるのです。新生児模倣は私たちがするような意図的模倣とは異なり、おそらく自己と他者の区別をしないことで自動的に起こる模倣ではないかと考えられます。

このような自己と他者とを区別せずに動作を表現するようなシステムはどのようにして作り上げられているのでしょう。実は、ある特別なニューロンがかかわる脳内ネットワークとして、私たちに実際に備わっているのです。

ミラーニューロンの発見

今からちょうど二〇年前、サルの脳の運動前野の腹側部にあるF５という領域（ヒトの脳の44野〔下前頭回〕に相当し、言語中枢のひとつであるブローカ野の一部。後掲図Ⅰ‐40参照）に興味深いニューロンがあることを、イタリアのリゾラッティらのグループが発表しました（Di Pellegrino et al. 1992）。ここには元々、例えばちぎる、割る、たたくといった動作を行うときにそれぞれ活動する運動ニューロンが存在します。これらのニューロンはある決まった動作を実行する役割を担っているのですが、その中にミラーニューロンと呼ばれる特別なニューロンが存在することを突き止めたのです。例えば、あるニューロンは物を割るという動作を自ら行うときに活動するだけでなく、他人が物を割るのを見るだけで、自らは何の動作もしないときにも活動します。「ミラーニューロン」という名前はこうした特性、つまり鏡に映った自己の行為を反映しているかのように他者に対して応答するという性質を表しています。ミラーニューロンには手の動作だけではなく、口の動きに応答するものもあります。人間にもミラーニューロンがあることは、さまざまな技術を用いて確認されてきました。またミラーニューロンは下前頭回だけでなく下頭頂小葉（40野）にも存在しています。これらの領域におけるミラーニューロンの特性について調べた研究もあります（Ogawa and Inui 2011 ; 2012）。

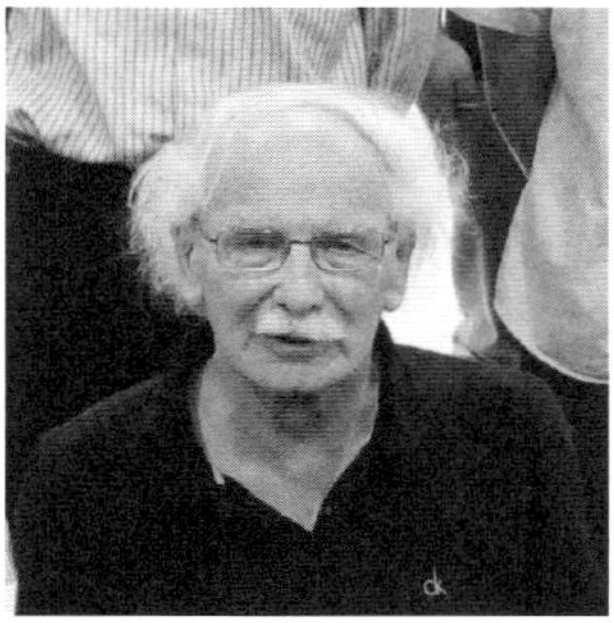

図Ｉ－39　ジャコモ・リゾラッティ
2012年，京都にて筆者撮影。

ミラーニューロンの発見に続いてウミルタらは、動作のゴールが見えなくてもサルのミラーニューロンは活動することを示しました（Umiltà et al. 2001）。具体的には、サルの目の前に物体を置き、それを透過型スクリーンで一瞬だけ見せます。その瞬間以外はこの物体を見ることはできません。ところが、それでもそこに手を出して掴もうとする場面を見ると、ミラーニューロンが活動するのです。したがって、このミラーニューロンは直接物体が見えなくても、行為の目標すなわち物体を把持することを知っていたのだと考えられます。このようなニューロンの存在は、他者の行為の表象が観察者の運動前野において内的に生成されうることを示唆しているのです。

他者の行為は脳の共鳴によって理解される

例えばボールを投げている人の動きを見るだけで、自分がボールを投げるときに使うミラーニューロンは活動していることになります。他者の行為を理解するメカニズムに関するさまざまな研究から、他者の行為を単に視覚的なパターンとして理解しているのではなく、自分の運動に対応づけて理解しているということがわかってきました。ここに認識の本質があります。何かをつまんでいる人の脳内では「つまむ」という動作を生成するニューロンが活動していますが、それを見ている観察者の脳内でも「つまむ」動作を生成するニューロンが活動しているのです。つまり行為を理解するとは、行為者と観察者の脳の同じ部位が活動しているということで、ある種の共鳴状態になることだといえます。この共鳴仮説は最近になって、二者の脳活動を同時に計測することで証明されました。

また、最初見つかったのは視覚的に観察した動作に応答するミラーニューロンだけでしたが、二〇〇〇年頃には視聴覚ミラーニューロンが発見されました。これは例えば「割る」という動作を見るだけでなく、何かを割った音を聞くことで活動するようなミラーニューロンです。これは、サルのF5野には聴覚に応答するニューロンも存在することを意味します。これはきわめて重要なことで、ミラーニューロンは、視覚だけでなく聴覚についても、それと運動とを統合しているニューロンなのです。つまり、他者の行為は、単に感覚情報を分析して認識されるのではなく、自己の身体を制御する部分を駆動して理解されているのです。このことから、身体化（embodiment）ということが私たちの世界の認識にとってどれほど重要かがうかがえます。

このように、身体およびその制御を通じてなされるような認知のあり方を「身体化による認知（embodied cognition）」と呼びます。身体化による認知は子どもの初期発達に重要であることはいうまでもありません。音声の理解においてもミラーニューロンが重要な役割を果たして、音声を単なる聴覚信号パターンとして分析・認識するのではなく、一連の構音運動として理解されるのです。またこのようなニューロンのはたらきは、模倣においてもきわめて重要であると考えられています。

生物の動きを視覚的に処理するＳＴＳ

さて私たちの脳には側頭葉から頭頂葉にかけて大きな溝が走っています。これはＳＴＳ（上側頭溝）と呼ばれています（図Ｉ－40）。ここは Biological Motion といって、人工物の動きではなく、生物の動き、例えば人が歩く様子や手を振る動作を視覚的に処理するところです。ＳＴＳで処理された視覚情報は、頭頂葉と前頭葉にあるミラーニューロンに伝わると考えられています。この情報を基にしてミラーニューロンでは、自己の運動指令と他者動作の視覚情報とをマッチングするのです。

ＳＴＳは視覚的な動きを処理するところなのですが、ここには高次の部位（具体的には頭頂葉）か

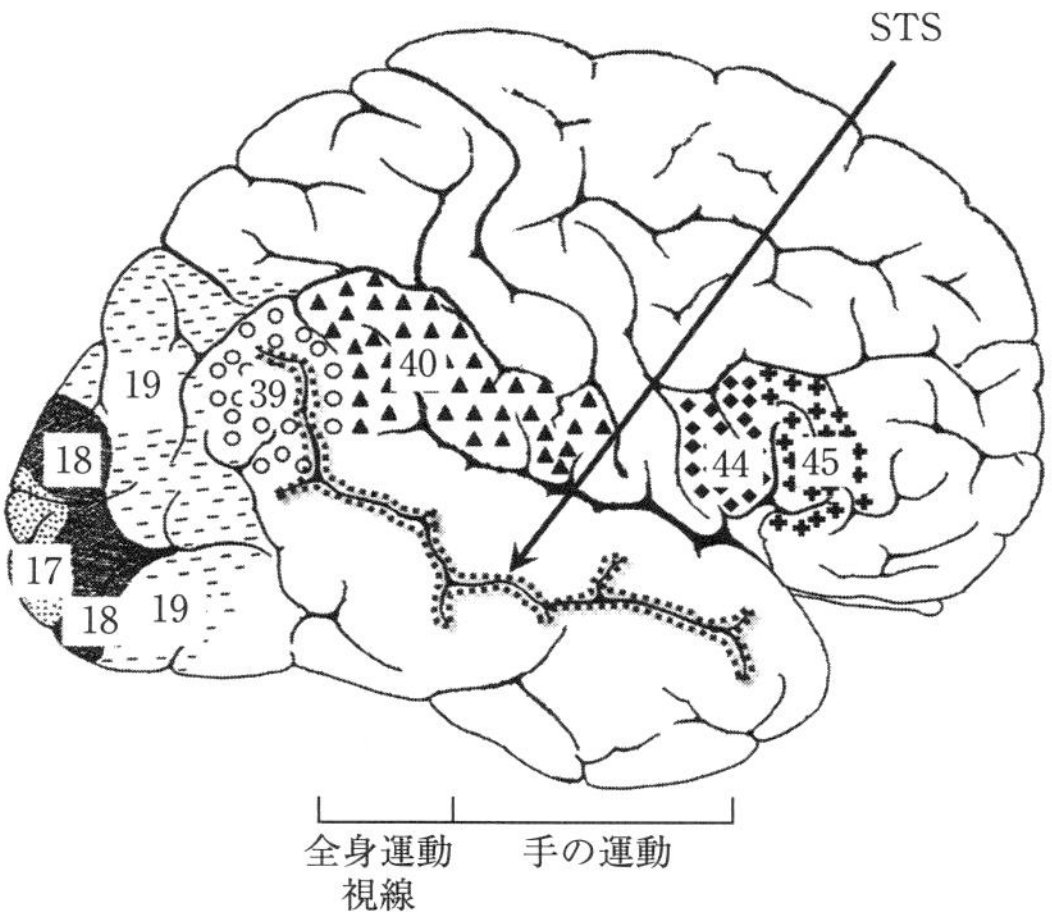

図Ⅰ－40　下前頭回とSTSの位置

左半球の44野と45野をあわせてブローカ野と呼ぶ（図は右半球なので注意）。STSの大まかな機能差はAllison et al.（2000）を参考にした。

らのトップダウン信号が来ています。実はこれが重要な意味を持つのです。

　ある実験の例を見てみましょう。これは大きな四角形、大きな三角形、小さな三角形という三つの図形を使った動画を見るものです。それを見ると多くの人は四角形を家に見立てて、さらに二つの三角形を二人の人間、しかもそれらには大小があるのであたかも親子が行動しているらしい印象を持って見るのです。ところが、自閉症児にはこのように見えるための機能が弱いか欠けているといわれています。さらに自閉症では、頭頂葉からＳＴＳへのトップダウン信号が弱いと考えられています。カステッリはこれに関して、低次の視覚野からＳＴＳへの入力が低下していることを示しています（Castelli et al. 2002）。しかしながら、二つの三角形の動きを見て「人間らしさ」の感覚が得られない要因としてはむしろ（頭頂葉からＳＴＳへの）トップダウン信号が弱いことの方が重要ではないかと考えられます。

模倣のモデル

自閉症においてはこれまで、動作模倣の能力も低いといわれてきました。しかしよく調べてみると、目標指向的行為については模倣できるのです。ボタンを押す、コップをとるといった目標がある行為を目標指向的行為といいます。むしろできないのは、無意味な動作の模倣なのです。このような模倣の特性は、図Ｉ－41に示すＥＰ－Ｍモデルというもので説明されます。このモデルでは、三つの部位の関与を考えます。ＳＴＳは観察された行為の運動学的な特徴に関する視覚情報を提供します。ＩＰＬは行為のゴールを抽出します。そしてＩＦＧ（に含まれるミラーニューロン）は行為の目標指向的な運動指令を出します。そして、この三つの部位間の経路での情報処理を考えます。Ｅ経路では運動のゴールを理解し、内的にシミュレーションを行います。Ｐ経路では運動計画ができます。この二つの経路すなわちＥ・Ｐによって、目標指向的運動の模倣が可能になります。

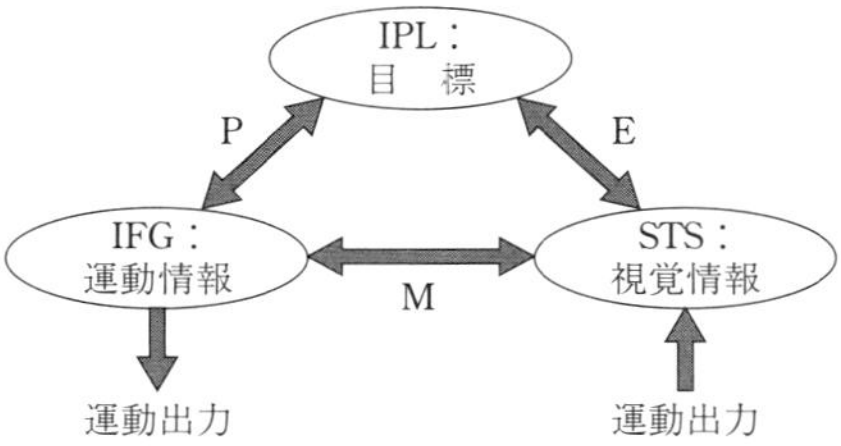

図Ｉ－41　EP-M モデル
STS：上側頭溝, IPL：下頭頂小葉, IFG：下前頭回。

一方M経路では、運動に関する視覚情報から運動生成を直接行います。これにより無意味な運動の模倣が可能となります。自閉症では、このM経路の機能が低下しているために、無意味なジェスチャーや顔の模倣ができないのではないかと考えられます。

2　模倣と情動的共感

大人にとっても模倣は重要

自分のちょっとした行動を他者に模倣されると、そのことに気付かない場合でもその模倣した人に対してポジティブな感情を持つことが知られています。社会心理学ではこれをカメレオン効果といいます。相手の無意識的でちょっとした振る舞いの模倣が、人間関係をスムーズにし、人と人との繋がりを強化するような社会的接着剤（social glue）としてはたらくのです。これに関連してファン・バーレンは二〇〇三年と二〇〇四年に次の二つの実験を行っています（van Baaren et al. 2003 ; 2004）。

一つ目の実験は、レストランの店員にあらかじめ指示をして、客の注文を一語一句まちがいなく復唱するか、注文を言い換えてくり返すかのいずれかで対応してもらいます。すると復唱した、つまり模倣した店員のほうが言い換えた、つまり模倣しなかった店員よりも貰ったチップの額が有意に高かったのです。模倣が文字通り、利益を生んだのです。

もう一つの実験では、実験者が協力者のちょっとした仕草を模倣することの影響が調べられました。協力者は実験者と簡単な対話実験を行います。このとき実験者は、協力者の何気ないしぐさを模倣しながら、実験を進めます。この実験を終了した後、実験者は物を取りに行くといって部屋を出て行きます。しばらくすると、実験者は何枚かの紙にペンを一〇本のせて戻ってくるのですが、部屋に入ったところで不意につまずいて、ペンを床に落としてしまいます。このときの協力者の行動を観察したところ、模倣された協力者は、模倣されなかった協力者より高い確率で実験者が落としたペンを拾うのを手伝ったのです。

これ以外にも、例えば相手と親しくなりたいという目標がある場合には、相手の行動を模倣する傾向が強くなると最近報告されています。

“真似した人にだけ”ではない効果

先に述べた、実験者がペンを落とす実験に関連して、ファン・バーレンはさらに次のような実験を行いました。先ほどと同様に簡単な実験を行い、実験が終わると実験者は部屋を出て行くのですが、すぐその後、別の実験者が部屋に入ってきます。そしてこの人もまた同様に不意にペンを床に落とすのです。このときも、実験中に模倣された協力者の方がペンを拾うのにより協力的でした。最初の実験者と二番目の実験者が似ていたためにそうなったのではないことを確認する実験も行われました。すなわち、自分のしぐさを模倣した実験者に限らず、より広い範囲の他者に対して向社会的効果が得られたのです。この実験の操作はさらに続きます。実験を終えて協力者が実験参加に対する報酬を受け取った後、実験者は同じ大学で慈善団体による研究が行われていることを伝え、そのための匿名のアンケートに答えてくれるよう頼みました。また同時に、その団体が寄付を募っていることも告げると、アンケート用紙と募金箱を残して部屋を去ります。この後協力者がとった行動を調べると、その結果も驚くべきもので、模倣された協力者の方が寄付の額はより高かったのです。

これら成人を対象とした実験では、模倣したのはごく小さいしぐさ程度のもので、しかも模倣されたこと自体は協力者にはほとんど気付かれていないということにも注目すべきです。しかし、そのような控えめな模倣にもかかわらず向社会的効果が得られるというのは驚くべきことだと思います。

認知発達における模倣の役割

二歳児の自由遊びの研究から、模倣したり模倣されたりする経験が、その後のコミュニケーションでの役割交替などにきわめて重要であることが指摘されています。また、模倣されることの多い子どもたちは自らもより多くの模倣を行います。逆にあまり模倣をしない子どもは、模倣されることも少なくなります。このような事実は、以前に紹介したように、母親が乳児に対して随伴的に振舞うと二人の情緒的な結びつき、すなわち愛着が強く形成されるということとも密接に関係すると考えられます。そこでこれらの関係を考えるために、模倣行動を支えるミラーニューロンと情動の関連性について紹介したいと思います。

筆者らのグループでは脳イメージング研究を行って、他者が物体を操作する動作を観察して理解するときの脳のはたらきを調べました。その結果、観察された他者の動作は視覚野で処理されたのち、下頭頂小葉（IPL）で行為全体、物体、操作する手に関する情報にそれぞれ分解されて抽出され、さらに下前頭回（IFG）で観察視点や手の左右によらない行為の抽象的表象が符号化されることがわかりました。IPLとIFGはどちらもミラーニューロンシステムの一部ですから、ミラーニューロンによって他者の動作を自己の運動に投射して理解しているのです。ミラーニューロンは基本的に運動ニューロンなので、自らが運動する際の情報を読み出すことができます。この情報を利用すれば、他者の動作の意図を理解することもできます。その上、このミラーニューロンのおかげで他者の模倣もできるのです。そればかりか、実は他者の痛そうな仕草や表情を見るだけで自己の痛みを感じる部分も活動し、情動的共感を生むのです。

ミラーニューロンによって情動的共感が生じる

しかしなぜミラーニューロンによって情動的共感が生じるのでしょうか。ミラーニューロンはIFGにあります。IFGは島皮質と呼ばれる部位と相互に連絡しています。特にIFGは図I－42に示したように島の前方（前島（AIC）といいます）と結合しています。この前島は上側頭溝（STS）や後部頭頂皮質（PPC）、腹内側前頭前野（VMPFC）とも結合しています。VMPFCは図I－43のように脳の内側にあり、10野のほぼ真ん中より下の部分をいいます。ちなみにそれより上の部分は背内側前頭前野（DMPFC）

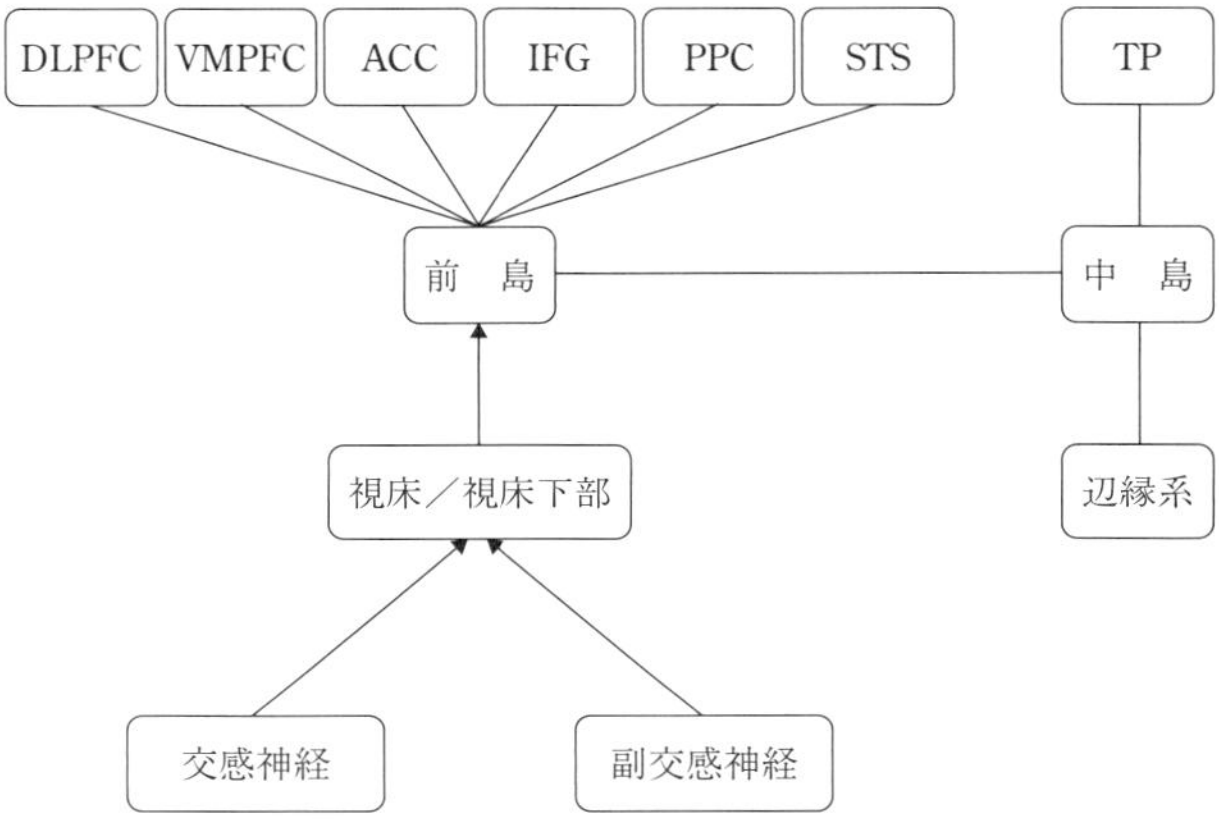

図Ⅰ－42　島には身体情報や情動情報が集まってくる
なおこの図では，視覚，聴覚，体性感覚情報が視床に伝わる経路は省略した。

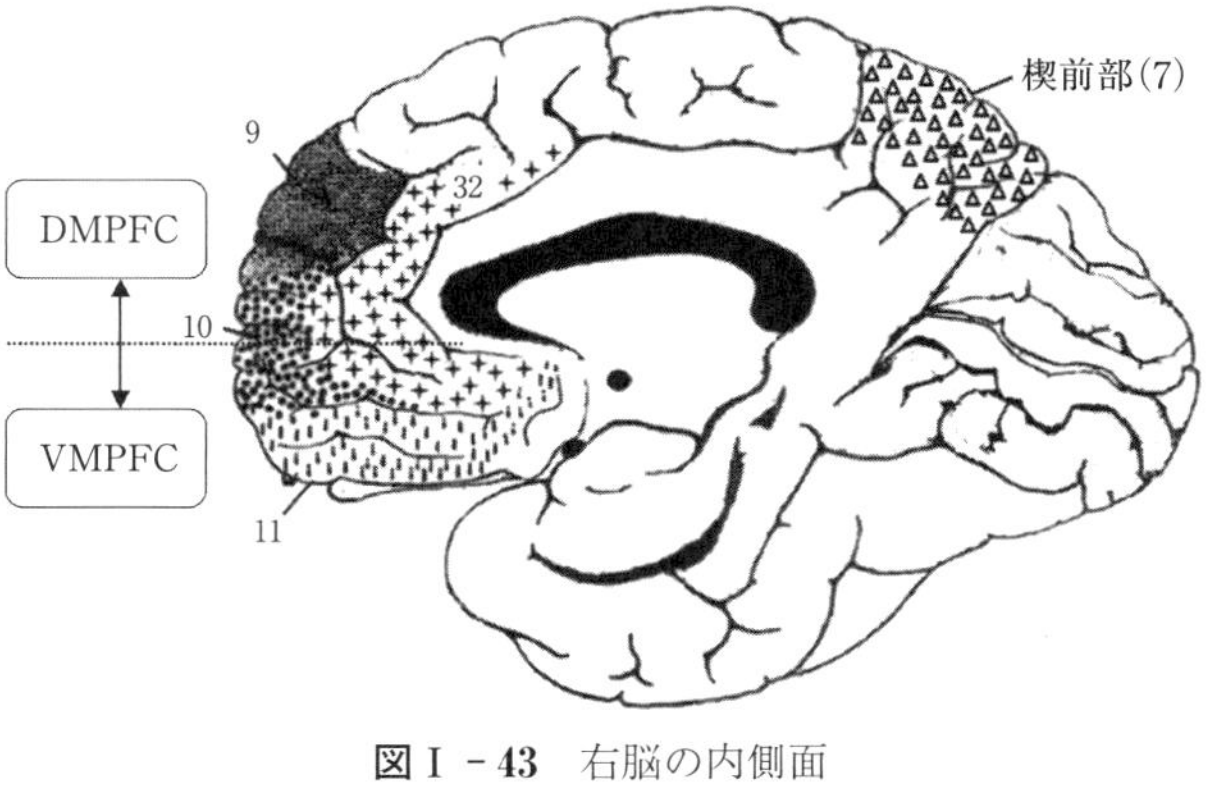

図Ⅰ－43　右脳の内側面
10野のほぼ中央より上の領域がDMPFC（9野，10野，32野），下がVMPFC（10野，11野，32野）である。

といい、次節以降で紹介する different-from-me システムの一部です（正確には以下で述べるＤＭＰＦＣは、おおよそ図Ⅰ－43の9野の中央より下の部分のみを指します）。

また前島には視床と視床下部から信号が送られてきます。視床は間脳の一部で、視覚・聴覚・体性感覚などの感覚入力を大脳皮質へ中継する役割を担っています。視床下部には、自律神経（交感神経と副交感神経）の情報が伝わります。自律神経は意志とは無関係にはたらいて、血管や内臓などを調節します。島の中央部（中島）は、辺縁系や側頭極（ＴＰ）と結合しています。辺縁系は感情を司る扁桃体、記憶を司る海馬などから構成されています。このように島はさまざまな部位から生理信号を得て、身体の状態や情動に関する情報を統合する役割を担っています。そして島はＶＭＰＦＣとの相互結合を通じて、自己の感情を意識的にモニターもしています。つまり、痛みや快楽といった私たちの情動経験に密接にかかわり、身体的自己を形成する重要な部位なのです。

この島皮質とミラーニューロンの相互結合により、他者の動作を見るだけで自己の状態への投影がなされます。そして他者と同一または類似した状態がトップダウン的に活性化され、情動的共感が生ずるのです。これは脳イメージング研究によって実証されています。

自閉症児の社会性が模倣で改善

二歳の時点で同じ程度の言語能力を有する自閉症児を対象に追跡調査を行い、四歳における言語能力がどのような要因で予測できるかを調べた研究があります。その結果は驚くべきもので、言語療法を受けた時間数と運動模倣能力だけが四歳の言語能力を予測できたのです。このことから、言語獲得にとっても運動模倣能力がきわめて重要であることがわかります。

自閉症児は一般に社会性が低いことが特徴ですが、自閉症児の行動を他者が真似ると、真似された自閉症児は模倣した人の行為に関心を持ち、その後の社会性にかかわる能力が上昇することが知られています。自閉症児が模倣者の体に触れてくる時間が長くなり、あたかも交流を促しているように見えます。

自閉症児が何らかの行為をした直後に、全く同じではなくよく似た動作を行うのは完全な模倣とは異なります。この場合は随伴条件といいますが、この条件でも自閉症児はその動作者に対してより注意を払うようになったという報告があります。別の研究では、自閉症児は模倣者に近づいたり横に座ったりするだけでなく、笑いかけたりやりとり遊びをしたりもするようになると報告されています。おそらくこれはミラーニューロンシステムに何らかの刺激が与えられたためと考えられますが、なぜこのような改善が見られるのかは今のところわかっていません。

モデル人物の目標指向的な行為の模倣をさせると、自閉症児群も健常児群と同じ程度に課題をこなせます。両群ともに、モデルのゴールを理解し、それを模倣しているのです。さらに行為のゴールは正確に模倣できても、どちらの手で行うかといった方法についていえば、あまり正確ではないという特徴も両群で同じように見られました。また写真に撮られたジェスチャーが挿絵と一致するかどうか判断させると、自閉症児群は健常児群よりもよくできます。こうしたことから、自閉症児にとって行為の意味を理解したり、ある特定のゴールを目指す行為を模倣したりすることはそれほど困難ではないと考えられています。しかしその一方で、自閉症児は無意味な動作やジェスチャーを真似できないのです。

以上のような事実から、ＥＰ－Ｍモデルで自閉症の特徴を捉えると、ＥＰルートは正常で、Ｍルートに障害があるのではないかと考えられるのです。

自己と他者の境界

like-me システムは、自己と他者を同一視することによって他者の行為を理解するシステムです。つまり他者は自己と同じ知識を有している（別の言葉では、共有表象といいます）と考えるのです。したがって like-me システムがはたらいている状態は、自己と他者の境界がない、ともいえます。

このような状態は、脳障害や精神疾患にもみることができます。例えばドゴーは、他者身体部位失認の患者による次のような内観を報告しています。この患者は他者（この場合は医師）の身体部位を適切に指さすことができないのですが、そのときの状態を次のように述べています（Degos and Bachoud-Levi 1995）。

「私はそれでも、私のもの、あなたのもの、彼のものが何を意味するかをちゃんとわかっていた。けれどすべてが私の世界の一部だから、みんな私のものと考えていた。（中略）私はあなたを、私の外にあるものとは思えなかったし、あなたは私の一部だった。」

他者身体部位失認では物体の部分を正しく指すことはできるのに、他者の身体の部位を適切に指すことができません。他者の身体の分析には左脳のＩＰＬとＳＴＳの相互結合が重要であるということがその後の研究でわかっていますが、現時点ではこれがlike-meシステムの一部であるとは断言できません。しかしながら関係する脳部位や、身体の分析において自己と他者を混同するという点は、like-meシステムの特性ときわめて近いものです。

さて、like-meシステムだけでは、自分と他者との間に境界がなく、いわば混同されたままで、自己と他者を分離することはできません。そこで自己と他者を分離し、相手は相手、自分は自分とはっきりと正確に認識するメカニズムが必要です。このはたらきはdifferent-from-meシステムによって実現されていると考えられます（図Ⅰ-44）。

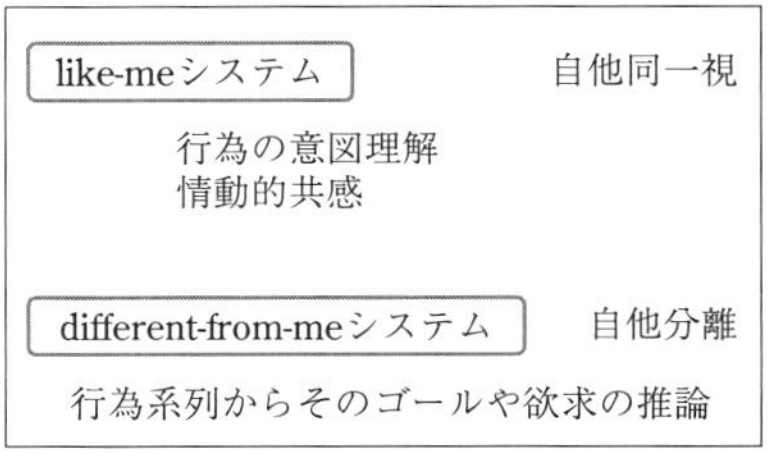

図Ⅰ-44　２つのシステムの主な機能

私たちはミラーニューロンシステムを使って、他者の行為やその意図がわかるだけでなく、他者の痛みなどに対して共感することができるということを述べました。ミラーニューロンから構成される like-me システムは、他者を自己と同一視することによりこのような他者理解ができます。言い換えれば、like-me システムだけがはたらいている状態では自己と他者の境界はなくなってしまい、ある意味で自己を失ってしまうという状態に陥ってしまいます。このようなことが実際にある種の精神障害において生ずることも知られています。

一方、like-me システムとは対照的なはたらきをする different-from-me システムがあります。これは自己と他者の境界を明確にし、表面には現れない他者の心の状態を推定するはたらきをします。すなわち、このシステムによって私たちは他者の心を読むことができるのです。また、このシステムがはたらくことによってパントマイムなどの理解も可能となると考えられます。パントマイムなどはその行為を表面的に見るだけでは理解できず、パントマイムをしている人の意図を推し量らないといけないからです。また、子どものごっこ遊びなども同様な側面を含んでいると考えられます。

3　他者の心を読むという機能

心の理論課題

では、different-from-me システムの機能をどのように測定するのかということについてまず紹介し

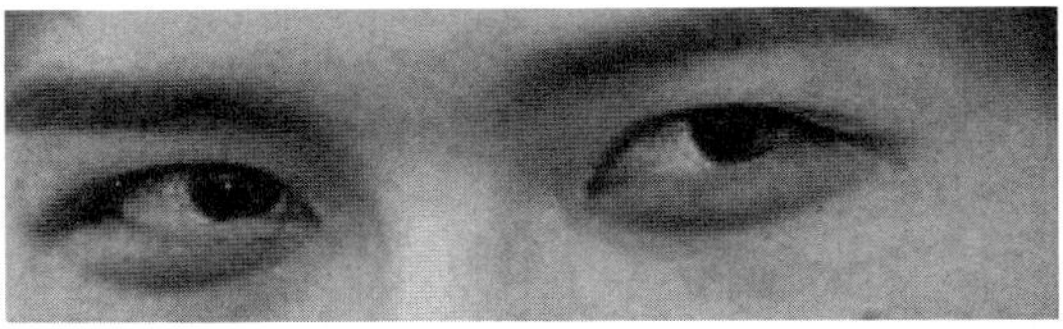

図Ⅰ－45　目元から他者の心を推定する課題に用いられる刺激の例

たいと思います。

通常、この目的のためには心の理論課題という課題が用いられます。心の理論課題には大きく分けて二種類あり、最初の例が図Ⅰ－45に示されています。このように他者の目元だけを協力者に提示し、その様子から例えば心配しているとか、同情しているかどうかといった心の状態を問う課題です。もうひとつの例が図Ⅰ－46に示されています。この図のように四、五コマの漫画が提示され、最後のコマが出てきたときに主人公がどういう行動をとるか答えさせます。このストーリーではまず、マリとカヨが登場し、それぞれかごと箱を持っています。次にマリがボールをかごに入れ、そのまま外に散歩に出かけます。するとカヨは、マリがいない間にマリのボールをかごから取り出して自分の箱に入れてしまいます。さて、帰って来たマリがボールを探すのはどちらでしょう、というのが問題です。当然のことですが、マリはカヨがボールをかごから自分の箱にうつしたことは知りません。ですから正しい答えはかごの中を探す、です。しかし実は、自閉症の子どもはこのような課題が苦手で、「マリは～を知らない」という知識を推論にうまく利用できず、実際にボールが入っている方、つまり

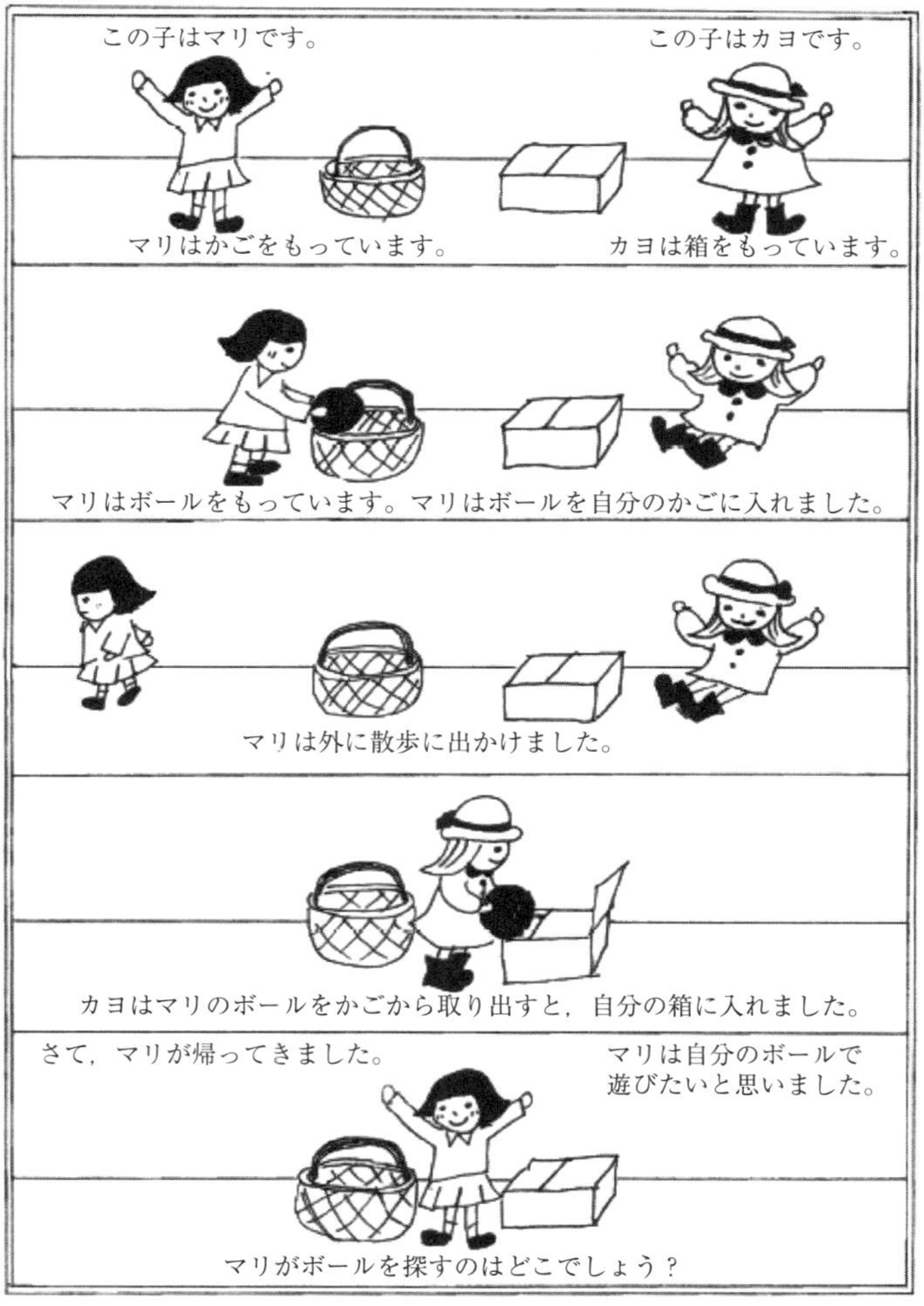

図Ⅰ－46　行動系列が示され，最後に主人公がどちらの函を見るかを推測させる刺激の例

箱の中を探す、といってしまうのです。

目元から心を読む課題

この二つの課題はご覧のように表面的にも全く異なる課題です。特に図Ⅰ-45で示した目から他者の心を読む課題は、like-me システムを使って解いていると私は考えています。バロン-コーエンらはこの課題を健常者と自閉症者に対して行い、遂行中の脳活動を測定しました（Baron-Cohen et al. 1986）。その結果、健常群で活動が強く見られたのは下前頭回と島および扁桃体でした。これらは前章でミラーニューロンが存在することを紹介したところで、まさに like-me システムの活動を反映していると考えられます。より詳しく述べると、この課題中に活動していた部位は前頭葉の外側にあるブロードマンの44野、45野、46野と左の9野、ならびに前頭葉内側の補足運動野（6野）と両側の側頭頭頂接合部でした。また、左の扁桃体と海馬および両側の島と、左の線条体の活動が見られました。

このことから、他者の目元を観察しているときは like-me システムを駆動し、内的なシミュレーションによって他者の心を読んでいるということが推測されます。

マンガの系列を用いた課題

次に、図Ⅰ-46のような四コマまたは五コマの漫画から、他者の行為を推定したり、他者の心を読んだりするメカニズムについて考えたいと思います。

まず、この課題の特徴を整理してみましょう。ストーリーは時間的に連続しておらず、複数のコマに分割されています。しかし時間的な順序は正しく提示されるため、事象または行為の時系列が

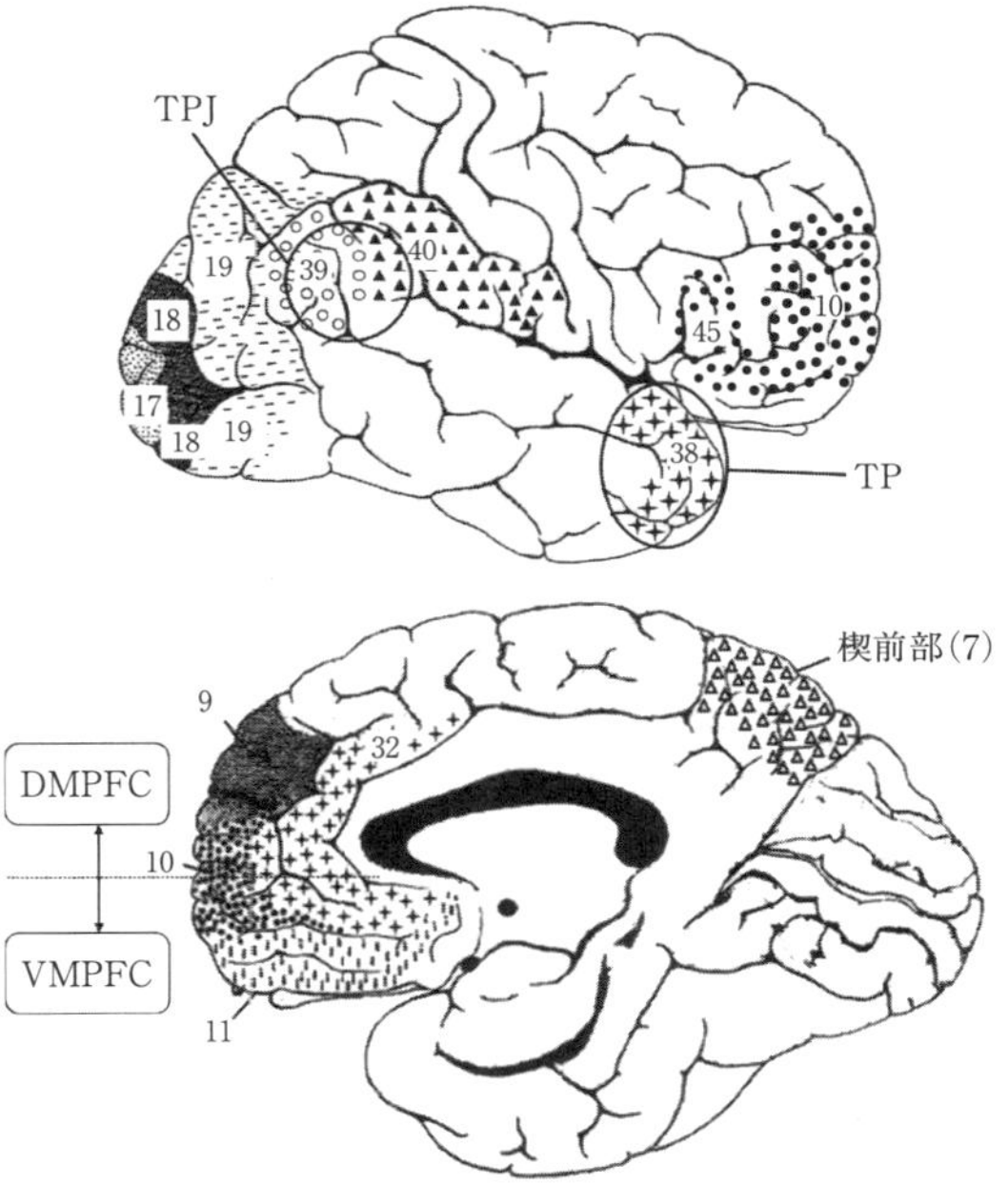

図Ｉ－47　他者の心を推しはかる機能に関与する部位

与えられていることになります。

また図Ｉ－46の例では主人公が知らない間に状況が変化しているのです。この種の課題では多くの場合、こうした「状況の変化を主人公が知らない」という情報を推論に使わないといけないようになっています。主人公の心や知識に関する情報を用いて、これから主人公がどういう行為をするか推論するのです。これがこの課題の最も大切な点になります。明示的に問うかどうかは別として、この種の課題では「なぜ主人公がある行為を起こすのか」ということがわからないといけません。そのこと

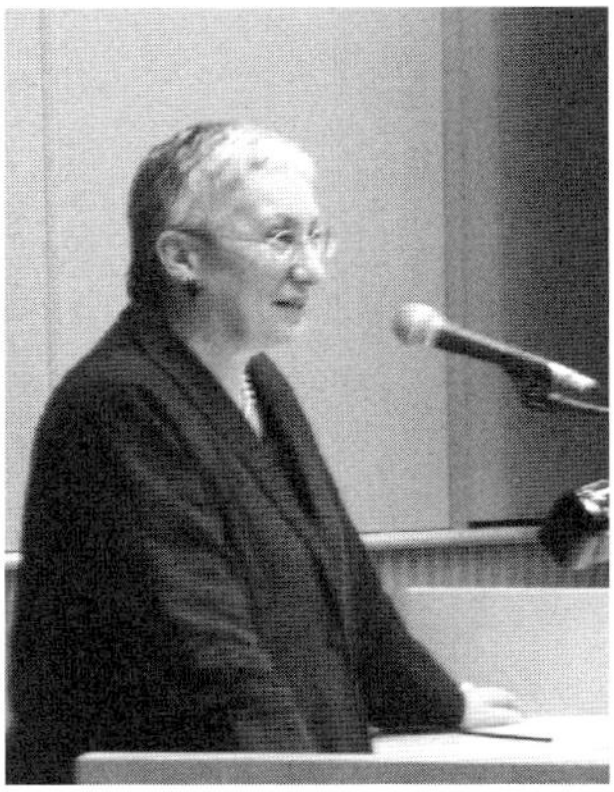

図Ⅰ－48　ウタ・フリス
2004年，淡路島にて筆者撮影。

はまた、他者の心を読むという能力を評価しているともいえるわけです。外からは観察できない、行為者の心的状態を同定することをメンタライジングといいます。ではメンタライジングとはどのような仕組みで可能となるのでしょうか。

different-from-me システムの脳内ネットワーク

different-from-me システムは、背内側前頭前野（DMPFC）、側頭極（TP）、側頭頭頂接合部（TPJ）、および、楔前部（precuneus）から構成されます（図Ⅰ-47）。後部楔前部とTPはエピソード記憶の想起に重要な役割を果たします。一方、TPJは視点変換（視点取得）にかかわり、左TPJは自己視点、右TPJは他者視点でのイメージ生成にかかわります。そして、心の理論課題を遂行する上で、最も重要なのがDMPFCですが、DMPFCの役割については、後に議論したいと思います。

心の理論課題の位置づけ

バロン-コーエンとウタ・フリスらは一九八六年に、図Ⅰ-49に示すような三種類の漫画を理解する課題を行いました（Baron-Cohen et al. 1986）。

これらは上から順に、因果的・力学的課題、記述的・行動的課題、心理的・意図的課題と呼ばれ

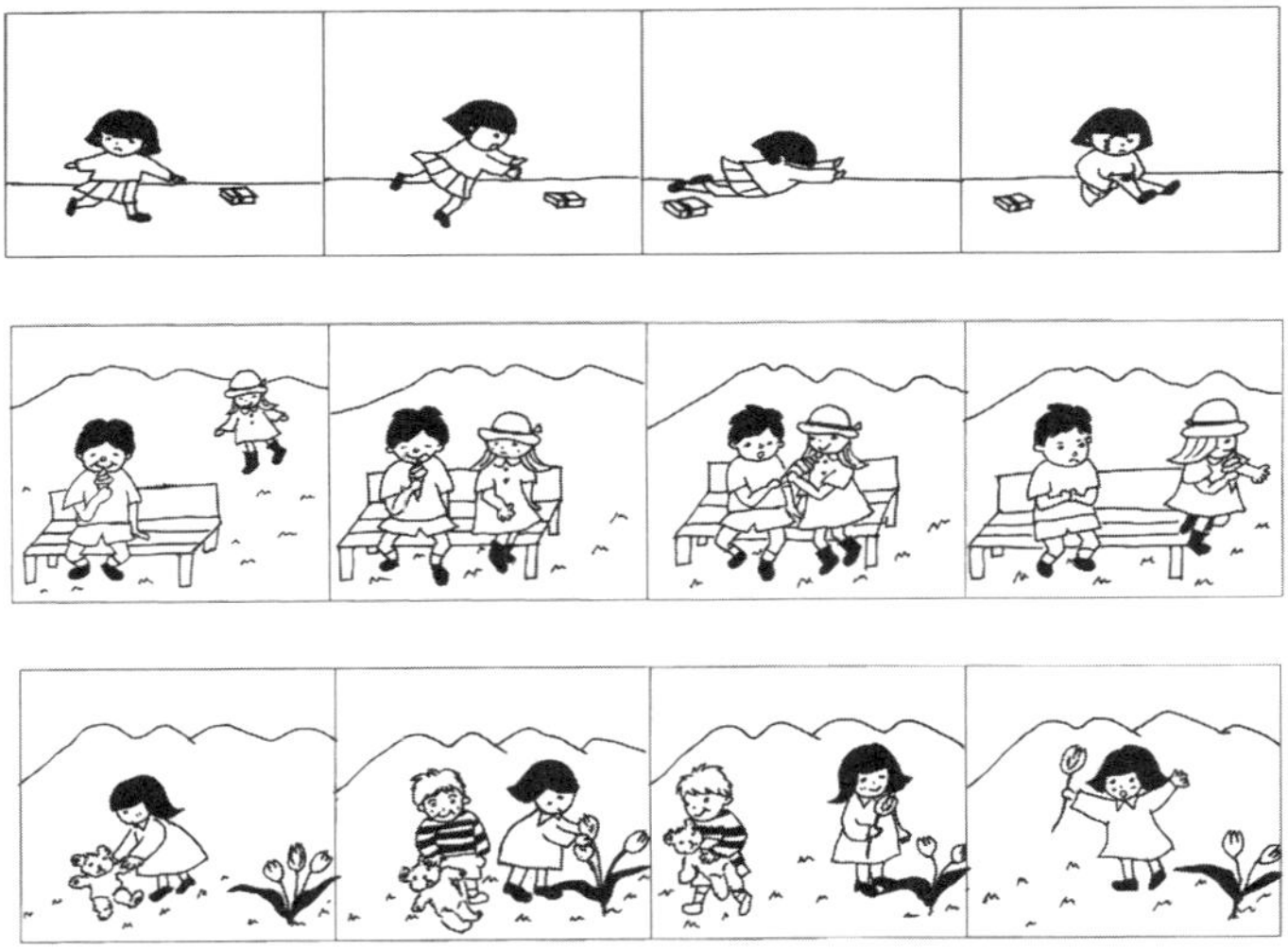

図Ⅰ－49　因果的・力学的課題，記述的・行動的課題，心理的・意図的課題に用いられる刺激の例

ます。そして、自閉症児は上の二つの課題については健常児と変わらない成績でしたが、心理的・意図的課題に関しては成績が非常に悪かったのです。

この心理的・意図的課題は、前掲図Ⅰ－46と同様に、主人公の女の子が知らないうちに状況が変わっているという漫画です。ではなぜ、自閉症児にはこのような課題が難しいのでしょうか。ひとつは、推論をする際に「状況が変わった」という情報を積極的に取り込めないからかもしれません。あるいは、主人公の女の子が驚いているという理由付けをする能力が低いからかもしれません。

メンタライジングとメカナイジング

この疑問に関して、二〇一一年にスパ

ンツは次のような研究を報告しています（Spunt et al. 2011）。

例えば、ある人が読書をしているところのビデオクリップを五秒間提示し、その後にそれに関する質問を行います。質問として「彼は何をしているのですか（中間レベル）」、「それはどのように行っているのですか（低レベル）」、および、「なぜそれをしているのですか（高レベル）」という三つのレベルが設定されました。例えば、読書をしているビデオクリップの場合、「何をしていますか」という質問に対しては「読書をしています」、「どのように」という質問に対しては「ペラペラページをめくっています」などと答えればいいのです。後者は動作に関する最も低いレベルの記述だといえます。一方、なぜ読書をしているのでしょうという質問に対しては、例えば、知識を得るためとか、学習をしたいと思っているからと答えればいいのです。この理由は動作に対して最も高いレベルの記述であり、他者の内的な意図を記述していることになります。このように行為の表面上に現れない他者の意図などを理解することをメンタライジングといい、動作の表面的な理解をメカナイジングと呼びます。

このような各レベルの質問に対して、実験協力者が答えを考えているときの脳活動が調べられました。その結果、先に紹介した different-from-me システムの脳部位は、低レベルや中間レベルではなく高レベルの質問、すなわち、「なぜ」という問いに対して強く活動することがわかりました。つまり different-from-me システムは、他者の行為に対する高レベルの理由付けに重要な役割を果たしているのです。一方、課題がメカナイジングに近ければ近いほど like-me システムが活動することもわかりました。

機能する条件

different-from-me システムがはたらく条件を整理してみましょう。まず行為の時系列が提示され、そこから主人公はどう思っているのかということを推測するときにはたらくといえます。時系列は連続であっても、離散的すなわち系列間の時間が空いていてもかまいません。行為系列から隠れた状態（他者の要求や信念などの心理状態）を推測するときにはたらくのです。

4　脳内メカニズムとその発達

右ＴＰＪの役割

like-me システムは他者の動作を自己の運動指令に置き換えて、他者の行為の模倣や行為の意図を自己の体を使って理解するシステムでした。それはいわば自己と他者の境界が取り払われて自己と他者を混同した状態ですから、これだけでは一種の混乱状態になってしまいます。そこで自分はあの人とはちがう個体であるという認識が重要になります。そのためには、like-me システムが different-from-me システムによって直接または間接的に抑制される必要があります。different-from-me システムは、表面上には現れない他者の意図や動作系列のゴールを推定するときにはたらきます。

different-from-me システムは脳内で背内側前頭前野（DMPFC）、側頭極（TP）、側頭頭頂接合部（TPJ）、および楔前部（precuneus）からなることも述べました。このうち後部楔前部とTPはエピソード記憶（自分がこれまでどのようなことを経験してきたか）の想起に重要な役割を果たします。ここではTPJとDMPFCの役割について詳しく説明します。

第三章で述べたように、右のTPJは運動予測機能と密接に関係しています。すなわち、運動指令信号からその結果生ずる感覚フィードバックを予測し、実際の感覚情報と比較し、その誤差を小さくすることでより正確な予測を行っています。行為を自ら制御しているという感覚を持てない場合には、この部位の活動が増加することが知られています。つまり右TPJは自己主体感（第三章を参照）と密接に関係しているのです。さらにこの部位は、視点変換（第三章で自己中心座標と環境中心座標について述べました）とも関係します。

ここで少し思考実験をしてみましょう。私たちがある行為を行います。そして眼の前に行為の結果を見せられるとしましょう。このとき行為の結果として予測される視覚情報と異なる情報が見せられると、右TPJの活動が強くなるはずです。他者のある行為を見せられて、自分はそれとは異なる行為を行うときも、この条件とほぼ同じ状態になります。したがって他者の行為を模倣しない場合（模倣抑制課題）では、右TPJの活動も強くなるはずです。実際に、ブラスやシュペングラーがこのような状況で脳活動計測実験を行い、このとおりの結果になることを確認しています（Brass et al. 2009）。この活動がまた、自己主体感を低下させることに繋がるのかもしれません。

幽体離脱と視点変換

右ＴＰＪを電気刺激で強制的に活性化させるとします。すると、自分の体から自己が抜け出ていくという感覚が生ずるのです。これが幽体離脱（体外離脱体験）です。幽体離脱では、抜け出た幻の自己の方に視点があり、その視点から本当の自分を見ているという状態が起きます。

この離脱した状態で何らかの行為を行おうと思ったときには、本当の自己ではなくもう一人の、幻の方の自己（他者）の視点から行為の意図を持つ自分を見ていることになります。（自己視点ではなく）他者視点に立つということを日常で行う場合、まさに、このような自己視点から離れた状態を自ら生みだしていると考えられます。心の理論課題を解くには、他者の視点に立たねばなりませんから、右ＴＰＪが活性化するという報告も納得できます。さらに最近、自閉症では右ＴＰＪの感度が悪いことも明らかにされてきました。

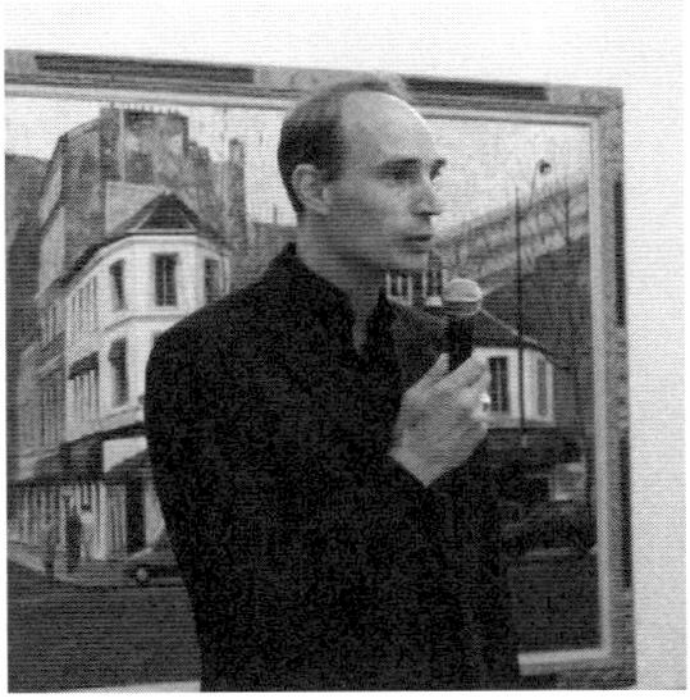

図Ｉ－50　幽体離脱に関する研究を行ったオラフ・ブランケ
2010年，京都にて筆者撮影。

視点の切り替え機構

ルビーとディセティは一人称視点（自己の視点）の取得には左ＴＰＪを含む左下頭頂小葉と左体性感覚野、および左前島が関与し、三人称視点（第三者の視点）は右ＴＰＪおよび前頭極（10野、前掲図Ⅰ-47参照）がかかわることを見いだしました（Ruby and Decety 2001）。また、この活動部位はＤＭＰＦＣに属します。さらに前頭極の活動が強くなると左下頭頂小葉の活動が弱くなる関係にあったことから、三人称視点を取得している間の前頭極の活性化は、三人称視点取得中の抑制現象の存在、つまり他者視点を取るために自己視点を抑制していると考えられます。

これまで統合失調症の研究から、ＤＭＰＦＣの抑制ニューロンの機能低下により自己と他者の混同が生じることが知られています。精神疾患においては自己と他者の境界が曖昧になるさまざまな症例がありますが、視点の切り替え機能がうまく作用しないことも原因のひとつと考えられます。

ＤＭＰＦＣの役割

すでに述べたように、自閉症では意味のある行為の模倣はできます。すなわち、目的のある運動に関しては模倣可能なのです。このことはミラーニューロンが正常に作動していることを示唆します。しかし意味のない運動の模倣は困難なのです。このような自動的な模倣はミラーニューロンシステムによってなされるため、自閉症ではミラーニューロンシステムをコントロールする能力が低いのではないかと考えられています。そしてこの制御がＤＭＰＦＣやＴＰＪによるのではないかとも考えられています。

ところで、他者の単純な動作を見て、それを模倣せずに別の動作を行うときにもこの領域が活動することが知られています（先に述べたように右ＴＰＪも活動します）。このことからＤＭＰＦＣは、見た動作と自分の動作が異なる状況でもうまく行動するために必要なのでしょう。しかし、模倣抑制におけるＤＭＰＦＣの役割はいまだ不明です。さらにモデルが協力者に向かってアイコンタクトを取る場合にもＤＭＰＦＣが活動することがわかっています。アイコンタクトにより、自己と他者の境界をはっきりさせたり、他者視点で処理を行ったりしているのではないかと考えられます。

再び心の理論課題

では、心の理論課題では、このＤＭＰＦＣはどのようにはたらくのでしょうか。心の理論課題とは、与えられた行為の系列から他者の次の行為を予測したり他者の外からは観察できない内部状態（欲求や信念）を推測したりする、一種の推論課題でした。推定された心的状態を分離表象（decoupling）と呼びます。分離表象とは、視覚的に捉えられる他者の動作ではなく、他者の推測された内部状態をいいます。この分離表象に関与しているのがＤＭＰＦＣなのです。そして心の理論課題としてよく使われるのが「誤信念課題」と呼ばれるものです。前掲図Ｉ－49の下段のように、（実験協力者は知っているのに）絵の中の主人公はある事実を知らないという仮定を使って推論しなければいけないような課題です。実はこの誤信念課題を解くときに最も顕著に見られるのが、ＤＭＰＦＣ活動なのです。このように「他者はこの事実を知らない」と仮定して他者の行動を推測させるだけでなく、「指定された情報を推論に使用してはいけない」とあらかじめ指示をして協力者に推論させたときにも、ＤＭＰＦＣが活動するのです。

他者の心を推しはかる機能

他者の心的状態を推定する過程は帰納的推論（induction）です。推論は自己が経験した事例から導かれた規則に基づいて行われるものですから、これを客観視して他者の行為の推定に当てはめる必要があります。帰納的推論は、既知の知識だけから形式的に導き出すことはできません。そこで既知の知識や事実（データ）をいろいろと集めて、それらの知識や事実と矛盾しない仮説を立てて、これを検証することでその仮説が正しいことを証明し、新しい知識とする方法です。このような帰納的推論には前頭葉が深くかかわることが知られています。そして、帰納的推論の中でも他者の心的状態の推論にはＤＭＰＦＣがかかわると考えられます。ちなみに心的状態とは別の、一般的な帰納的推論には前頭葉の外側が重要なはたらきをします。誤信念課題を解く場合、他者の心的状態について矛盾しない仮説（相手はＡについては知っているけれど、Ｂについては知らないのではないか）を立てるために、ある事実（私はＢについて知っている）を推論に使ってはいけないという抑制をはたらかせねばならず（情報抑制とか命題抑制といってもよいでしょう）、それがＤＭＰＦＣの活動に反映されていると考えられます。

乳児も他者の心を読む

ルオは、乳児の目の前で主人公が実際に何らかの行為を行い、乳児に誤信念課題を解かせる実験を行いました（Luo 2011）。例えば、主人公がある事実を知らないままである行為をしているところを一〇か月児に見せた後、主人公がその事実を知っていたかのように振る舞いました。すると乳児はその行為に対する注視時間が長くなり、その行為に強い注意（驚き）を向けることがわかりました。これは乳児には他者の心（この場合は誤信念）がわかるということを意味します。

図Ⅰ－51を使ってもう少し詳しく説明します。乳児の前で主人公が動作を行います。主人公の前には、一方に不透明なついたて、もう一方に透明なついたてがあります。透明なついたての手前（主人公から見るとついたての向こう側）には、シリンダーが置かれています。そこでまず、主人公自身が不透明なついたての手前にブロックを置きます。つまりこの時点で主人公にとっては、ブロックと円柱シリンダーの二つの物体が前にあることになります。しかし、その後ブロックが取り除かれますが、主人公の方からはついたてでその様子が見えません。

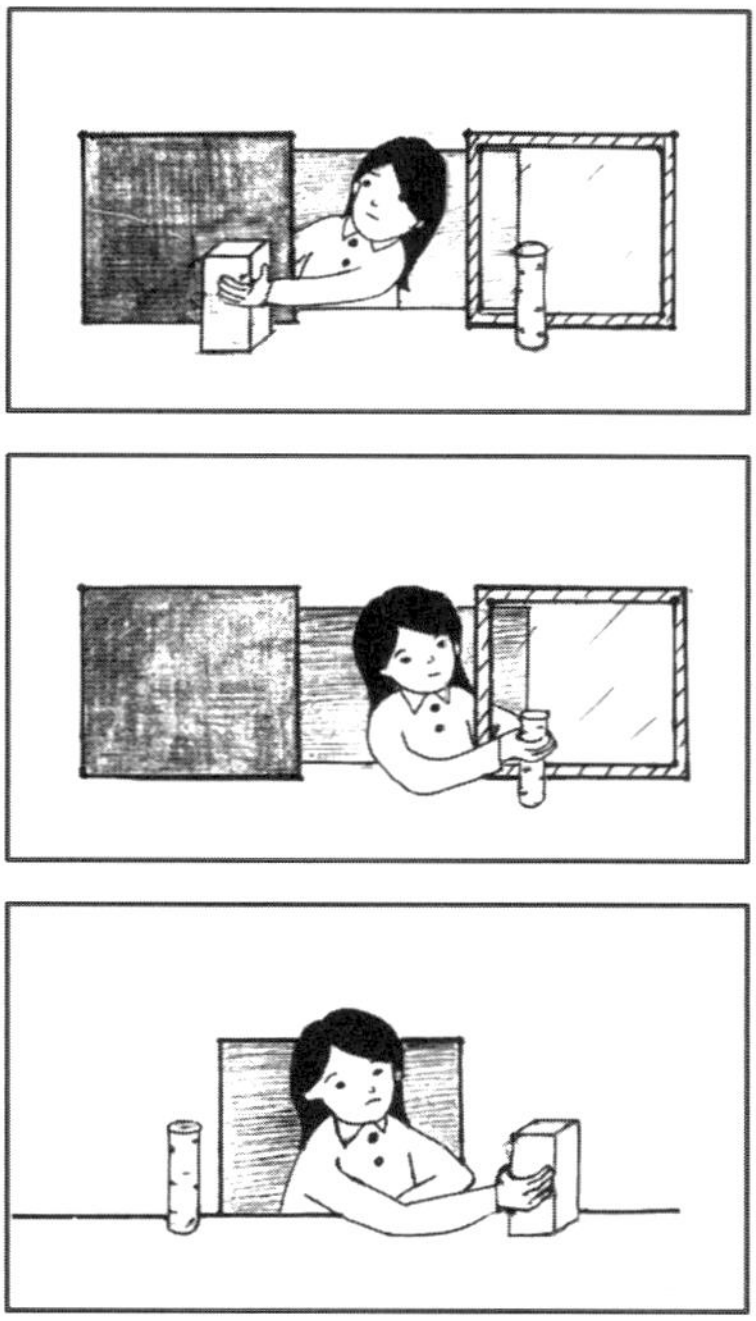

図Ⅰ－51　ルオによる実験の概略

次の場面では、主人公が透

明なついたての前にあるシリンダーを取ります。このとき乳児が、ブロックが取られてなくなっていることを主人公は知らないと考えているなら、主人公はブロックよりもシリンダーの方が好きだから取ったのだと思うでしょう。しかし、そのような状況を主人公が知らないと推論していない場合、つまりブロックがなくなっていることを主人公も知っていると考えている場合には、単にそこにあるもの（シリンダー）を取ったにすぎないのであって、ブロックよりも好んでシリンダーを取ったとは思わないでしょう。

最後の場面では、主人公の目の前にシリンダーとブロックが置いてあります。このとき乳児が、主人公はブロックよりシリンダーの方が好きだと思っているなら、主人公がブロックを取った時には予想と食い違うことになり、より注意を払うはずです。実験結果を行うと、まさにこのような結果になりました。このことから一〇か月の乳児で他者の心を読む機能がはたらいていることがわかりました。

like-me システムから different-from-me システムの発達

これまで述べてきたように、到達運動の予測制御は生後四～八か月に学習されました。運動予測には運動系の順モデルが必要であること、この予測には身体の内部モデルが必要であることも述べました。そして予測するのは運動指令からその結果生ずる感覚フィードバックでした。さらに実際に生じる感覚との誤差を測るために、予測信号が抑制的にはたらくことも述べました。そして、予測制御ができるようになったちょうどその頃、生後九〜一〇か月で誤信念がわかると報告されているのです。つまり他者の行為の系列から、他者の行為の今後を予測したり他者の心的状態を推定したりできるようになるのです。運動予測には運動系の順モデルが必要であることから、私は逆モデルを同時に学習することで like-me システムから different-from-me システムを形成し、さらにはこれらをダイナミックに切り替える能力が発達するのではないかと考えています。

共同注意機能の発達から言葉の学習へ

生後九か月頃になると乳児は共同注意ができるようになります。共同注意とは他者と同じ対象に注意を払う機能です。他者と同じ対象に注意を向けることで、養育者からさまざまなことを学ぶことができます。共同注意には、他者の視線の先やジェスチャーの方向に対して反応的に行う共同注意（ＲＪＡ）や、他者の注意を導くために凝視や指さしなどを自ら行って共同注意を開始する機能（ＩＪＡ）がありますが、いずれもこの頃から見られます。ＲＪＡはその後の発話理解能力と、ＩＪＡは自らの発話能力とそれぞれ密接に関係するといわれています。

共同注意にかかわる脳内基盤として、ＲＪＡにはＶＭＰＦＣが、ＩＪＡには腹側線条体がそれぞれ関与することが知られています。また、健康な成人を対象にした脳活動計測で、ディスプレイに映し出されるモデルが協力者に視線を向けているだけのときにはＤＭＰＦＣが活動しますが、協力者に向かって微笑んだりウィンクしたりする場合にはＶＭＰＦＣの活動が見られることもわかりました。先に述べたようにＶＭＰＦＣは扁桃体と相互作用があり、感情のモニタリングの機能を持っています。

その後乳児は養育者と共同注意機能をはたらかせて、養育者から言葉を学んでいきます。次章では言葉の学習について紹介しましょう。

第五章　言葉の芽生え

1　乳児の言語獲得過程

本章では、一歳頃までの間にどのようにして言葉が芽生えるのかということについて考えることにします。

言語獲得に必要な機能

ベイツらは、言語を獲得するために必要な機能として、次の五つの基本的な機能を挙げています（Bates and Goodman 1999）。

㈠共同注意機能
㈡他者の動作を模倣する能力
㈢音声を分節化する能力
㈣シンボルを作ったり操作したりする能力
㈤目の前で起こっていない出来事や、目の前にない対象を表すために、物や音や行為を用いる能力なお、㈢の分節化とは、音声を意味のある単位に分けることをいいます（後ほど、具体的に述べます）。

九か月革命と共同注意

バロン‐コーエンは、共同注意機能の実現には意図性検出器と視線検出器を想定する必要があると考えました（Baron-Cohen 1995）。意図性検出器とは意図を持って自律的に動く対象を検出するものであり、視線検出器は他者がどこを見ているかを検出するものです。これらは、すでに述べたように、different-from-me システムの構成要素に対応しています。ですから、意図性検出器には内側前頭前野（ＭＰＦＣ）とＴＰＪがかかわり、視線検出器にはＳＴＳがかかわることもお気付きでしょう。したがって共同注意機能は、これらの領域が発達するにつれて生まれてくると考えられます（ただし、より単純化した対象をまるで意図を持っているかのように動かして見せた場合には両側上頭頂小葉が重要であるという報告もあります）。

共同注意を始めるようになるのは生後九か月頃です。つまりこの時期に、他者が意図を持った行為者であると理解をし始めるのだと思われます。第四章でお話しした心の理論課題で誤信念を理解できるようになるのもこの頃でした。乳児はこの頃に自分自身と他者、そして彼らが共同注意を払う対象物という三者の関係を理解し、社会的インタラクションを開始します。トマセロはこれを九か月革命と呼びました。ものの名前や動作動詞（「歩く」「走る」など）を覚えるためには特に共同注意が重要です。というのも、対象と名前の間には特別な関連性がないからです。この性質をソシュールは、言語の恣意性と呼びました。対象と名前の関連を理解するには、名前の使い手が何に注意を向けてその名前を発しているかを経験的に知っていくしかありません。それゆえ名前をしっかりと覚えるには、養育者と同じ対象に注意を払う必要があるのです。

共同注意と言語獲得

実際、共同注意機能と言語発達には高い相関があることが知られています。生後一二か月でのＲＪＡ、および一八か月でのＩＪＡという注意機能の発達を調べることで、二歳までに得られる言語能力を予測できるといわれています。ＩＪＡとは、例えば子どもが対象と養育者を交互に見たり他者に物を見せたり（showing）して、相手の注意を促す行為のことで、この行為が現れ始める時期が表出性言語（言葉を話す能力）の発達と密接に関係します。一方、大人の視線や指さしで指示されるものに子どもが注意を向けることはＲＪＡと呼ばれ、表出性言語と受容性言語（言葉の理解能力）の両方に関係します。カマイオニらによれば、とりわけ生後一二か月の時点で指さし（例えば、ほしいおもちゃを指さす）ができるかどうか、そしてジェスチャー（例えば、電話で話をするジェスチャー）ができるかどうかということと、二〇か月の時点での獲得語彙数の間に有意な相関が見られるということです（Camaioni et al. 1991）。

さらにハリスらは六人の子どもを対象とした縦断的研究（同じ子どもを対象に発達過程を追跡して調べる研究）から、初めて指さしをする時期と単語の意味を理解し始める時期が一致することを明らかにしました。彼らはこの結果から、指さしによってシーンの中からひとつの対象物をピックアップできると気付くことが語彙獲得を進めるために重要だと考えています（Harris et al. 1995）。

喃語について

ほとんどの乳児は七か月から八か月の頃に片言の発声を始めます。この片言は口をリズミックに開閉させるので、実際の会話でのシラブルに似た形になります。シラブルとは音節のことで、子音と母音の組み合わせからなります。親はそれを聞くと、乳児が話しているのだと捉えます。例えば乳児は da da da、ma ma ma といった音声を発します。このような音声の反復を規準喃語（canonical babbling）といいます。さらに規準喃語が出現した後、一一〜一二か月頃になると、ba bu のように異なる種類の音節を組み合わせて話すようになります。片言をより頻繁に言う乳児はより早く言葉を獲得します。

先天的に耳が聞こえない子どもも最初の発声の発達は正常に進み、時期は少し遅れますが片言をいい始めます。耳の聞こえない子どもの喃語が遅れるのは他者の声が聞こえないからではなく、自分の声が聞こえないからだと考えられます。というのは、この頃の乳児の発声は本質的に社会的なもの、つまり他者がいることによってようやく生成される運動ではなく、一人でいるときでも同じことをするからです。しかし子どもが発話のような音を出し始めた後の発達には、親からのフィードバックが重要になってきます。多くの場合、養育者は子どもの片言を本当の会話のように扱う傾向があります。例えば da da da と発声すると、"Daddy? Do you want Daddy?" というように反応します。

片言を話し始める時期は、構音器官（音声を作る器官のこと、発声器官）の運動を制御する神経系の発達と同時期であることが示されています。例えば片言を始める頃には右手でガラガラを振る頻度が高くなります。右手でガラガラを振ると左半球の運動野が活動するのですが、子どもが片言を話すときには、左半球は音声のリズミックな生成にかかわります。規準喃語の出現初期には音声とリズミカルな運動が同時に現れる同期現象が見られること、さらにこの現象は喃語の出現以降徐々に消失することが、江尻によって明らかにされています（江尻 2000）。江尻はさまざまな観察を通じて、この同期現象が生じる原因は乳児の音声生成のための構音運動や身体運動のコントロール機能が未成熟であるためではないかと結論づけています。

言語獲得の三つのフェーズ

言語を獲得するまでのプロセスは、大きく三つのフェーズに分かれます。

第一のフェーズは誕生から生後九か月までの期間で、この間に乳児は音声のパッキング、すなわち入力される音声の分節化を行います。

第二フェーズはおよそ九か月から二歳の期間にあたります。第一フェーズで抽出された音声の単位を用いて、単語や句などを対象物や出来事の表象と対応づける処理が始まります。そのためこの時期は解釈のフェーズであるといえます。このように音声で表されることを外界の出来事や対象に対応づけることを、グラウンディング（接地）と呼びます。

第三フェーズは二歳から三歳頃まで続きます。この間に統語的な（文法的な）解析能力がより発達し、目の前で起きていない出来事を表した文も正しく理解できるようになります。

音声言語の分節化

ところで、乳児は音声言語をどのように分析しているのでしょうか。生後六か月の子どもは文中の節の境界とそうでない部分を区別できます。また、九か月までには名詞句や動詞句といった句の単位を分節することもできるようになります。これは話者の音声の高さの変化などを聞き分けて有効に利用しているからです。

また、九か月頃までには開いたクラスの語と閉じたクラスの語を区別できるようになります。開いたクラスとは数をいくらでも増やせる単語の集合で、内容語ともいい、名詞や動詞などが相当します。一方、閉じたクラスは語の数が決まっていて増やすことのできない集合で、機能語ともいい、助詞や接続詞などが相当します。

ところで発達心理学者はどうやってこれらの事実を調べたのでしょうか。次にひとつの例を挙げて少し詳しく紹介しましょう。

八か月児は音素の並びを学習する

実際の話し言葉では音声は連続しています。子どもはどのようにして分節をしているのでしょう。ひとつの可能性は、音素系列の統計的性質を学習して、遷移確率（ある音素から別の音素へ移る確率）の低いところで分節するというものです。音Xの後に音Yが続く続きやすさを音Xから音Yへの遷移確率として

P(Y|X)＝(XY の頻度)/(X の頻度)

とすれば、決まった音の並びである単語内では遷移確率は高く、単語の間（単語の最後の音と次の単語の最初の音）では、次にどの単語が続くかは決まっていませんから、低くなるでしょう。例えば pretty baby という系列では pre から tty への遷移確率は高いのですが、pretty の後に来る単語はいろいろありますから tty から ba への遷移確率は低いのです。サフランらは、一二四人の八か月の子どもに人工言語を聞かせる実験を行いました（Saffran et al. 1996）。この実験では、まず三シラブルから成る四個の人工単語を用意し、それらをランダムに並べて作った連続音声を二分間聞かせました。人工単語間には切れ目はなく、手がかりは遷移確率（単語内は一・〇、単語間は〇・三三）だけです。テスト時には二分間の聴取時に使った人工単語に加え、非単語（人工単語を構成するシラブルの順序を変えたもの）を提示します。その結果、非単語に注意を向けて聞く時間が有意に長くなりました。つまりたった二分の経験だけで単語と非単語を区別できるようになるのです。

しかしこれだけではシラブルの順序を覚えているとはいえても、果たして遷移確率を計算しているのかどうかわかりません。そこで今度は、二分間の聴取時に使った単語と、前の単語の最後のシラブルと後の単語のはじめのシラブルの二つのシラブルから成る非単語の区別ができるかを検査しました。このように非単語を作ると、非単語内の遷移確率はどれも〇・三三であるとわかります。

このテストでも非単語には有意に長く注意を向けて聞くことがわかりました。

これらの事実から、八か月の子どもは連続音声の中からシラブルの遷移確率を学習し、後に単語の再認にそれを利用すると考えられます。

乳幼児の言語獲得過程

生後一二か月前後で初語が聞かれます。ベネディクトによると、一三か月児で約五五の単語を理解できるようになるようです（Benedict 1979）。小椋らは大規模な調査を実施し、次のことを明らかにしました（小椋 2001）。理解できる語彙数は一二～一三か月で五五語を超え、一五か月で一〇〇語を超えます。語彙理解項目数が増え始めるのは八～九か月で、一歳前後で急激に増えます。一方、発話に関しては一二～一三か月で約三単語を話せるようになり、一四～一五か月頃から急速に語彙数が増えます。この頃を語彙爆発期と呼びます。

乳児は分類が得意

ところで一歳前後の乳児は、ある興味深い行動を見せることが知られています。目の前に何種類かの物が置かれていると、同じカテゴリーの物に手を伸ばして選択的にタッチするのです。また複数のカテゴリーからなる物体の集合を見せると、その中からあるひとつのカテゴリーに属するものを手元に集めて置くという行動を自発的に行います。これを自発的分類行動またはグループ化行動と呼びます。スターキーはこの行動について、六か月児、一〇か月児、一二か月児を対象に観察しました（Starkey 1981）。その結果、六か月児にはこの分類行動が見られず、九か月児と一二か月児には見られました。したがってこうした行動は六か月と九か月の間に現れると考えられます。

異なるカテゴリーに属するたくさんの物体をカテゴリー別に、しかも空間的に分類するという行為は大変興味深いものです。こうした対象物のカテゴリーは、脳内では一体どのように記憶されているのでしょうか。次節で乳幼児が言葉の意味をどう獲得するのかについて考えてみましょう。

2　乳幼児の意味理解過程

言葉の学習では、文法的な知識を学ぶことと同時に、その文が外界のどのような状態を表しているかを理解すること（グラウンディング）も重要です。そこで本節では、文や単語の意味をどのように学習するのかについて考えます。

概略的意味理解

子どもが最初から文の意味を正確に理解しているとは思えません。おそらくきわめて大まかな、概略的意味とでもいうような情報を理解することから学習し始めると考えるのが自然でしょう。

文の意味を少数の基本的な行為に基づいて理解しようとする最初の試みは、シャンクによって提案されました（概念依存理論）。ここでの理解とは、文の詳細な理解ではなく、大まかな文意の分類です。文の意味を大まかな意味のレベルで分類すると、一一種類の基本行為として分類できるとシャンクは考えました（Schank 1975）。

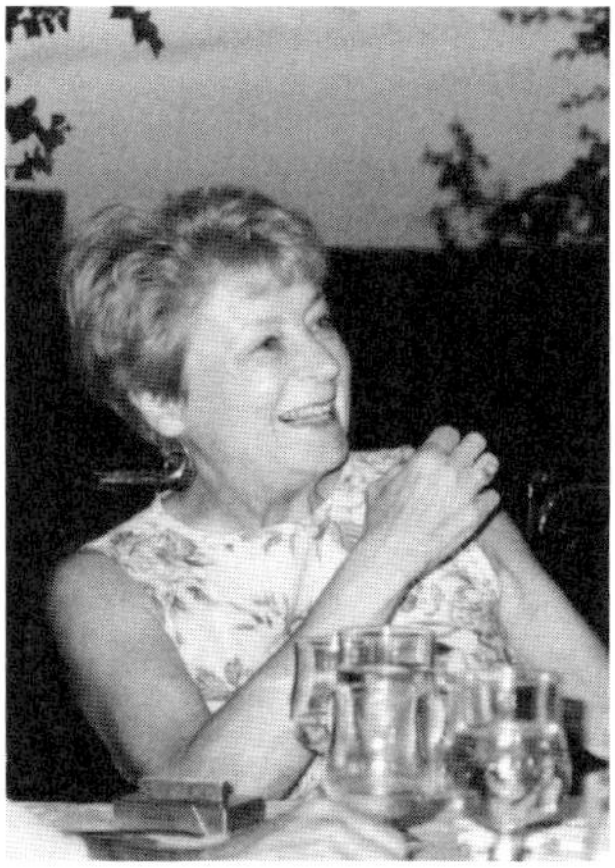

図Ⅰ－52　ジーン・マンドラー
1992年，シチリア島にて筆者撮影。

一方、乳児は外界のさまざまな出来事を主に視覚を通して知覚します。しかし、例えば二個の物体が衝突する様子をとってみても、そのぶつかり方は実にさまざまです。その様子のすべてを記憶しているとは考えにくく、おそらくさまざまなぶつかり合いの観察から二つの物体の衝突という概念を得て、理解するようになると考えられます。

マンドラーは、乳児は知覚的な分析によりイメージスキーマを獲得し、これを用いて外界における事物の関係、すなわち意味を抽出しているのではないかと考えました（Mandler 1992）。そして、このイメージスキーマをもとに乳児はさまざまな概念を形成していきます。ここでの概念とは、例えば生きて動くもの（animacy）、動作主、包含関係といったものです。図Ⅰ－53にマンドラーが提案したイメージスキーマのいくつかを図示します。例えば、瓶に牛乳を入れる、瓶から牛乳を注ぐ、スプーンにのせたシリアルといった外界の情景や出来事を知覚分析することで、類似した空間的運動や関係が抽象化され、包含などのイメージスキーマが作り上げられます。彼女はこのイメージスキーマが言語を獲得する以前の概念的表象だと考えています。しかしこのようなイメージスキーマは子どもだけでなく、大人の私たちが文を理解するときにも役立っているにちがいありません。

カタストロフィー理論

ところで、フランスの数学者ルネ・トムは自らが考案したカタストロフィー理論をもとに、文の意味とカタストロフィー理論の関係について考察しています（Thom 1977）。

彼は、文章が表す状態とその変化、すなわち「世界がどのような状態にあり、時間が経過するとそれがどのように変化するか」を時空間プロセスとして数学的に記述し、その形態をグラフとして

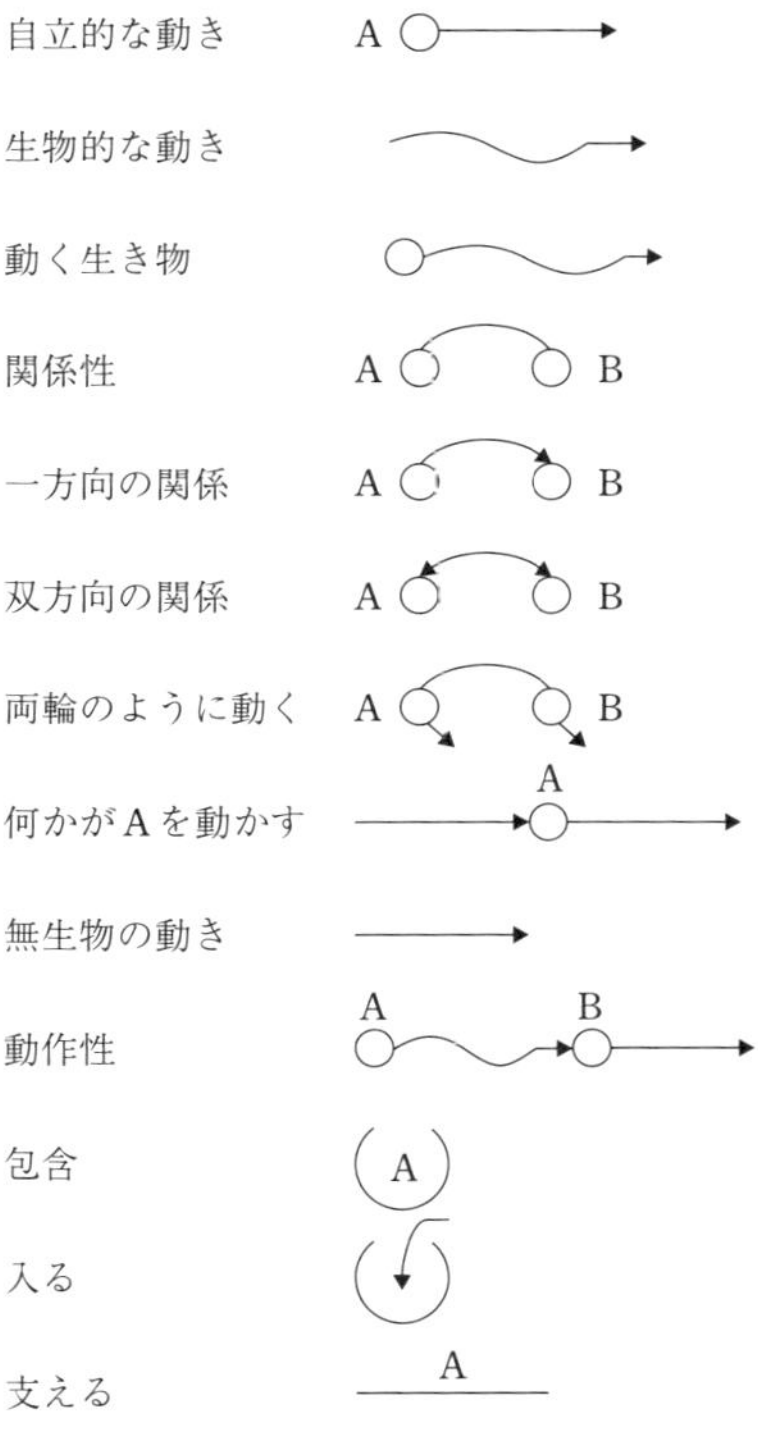

図Ⅰ－53　イメージスキーマの例
出典：Mandler 1992.

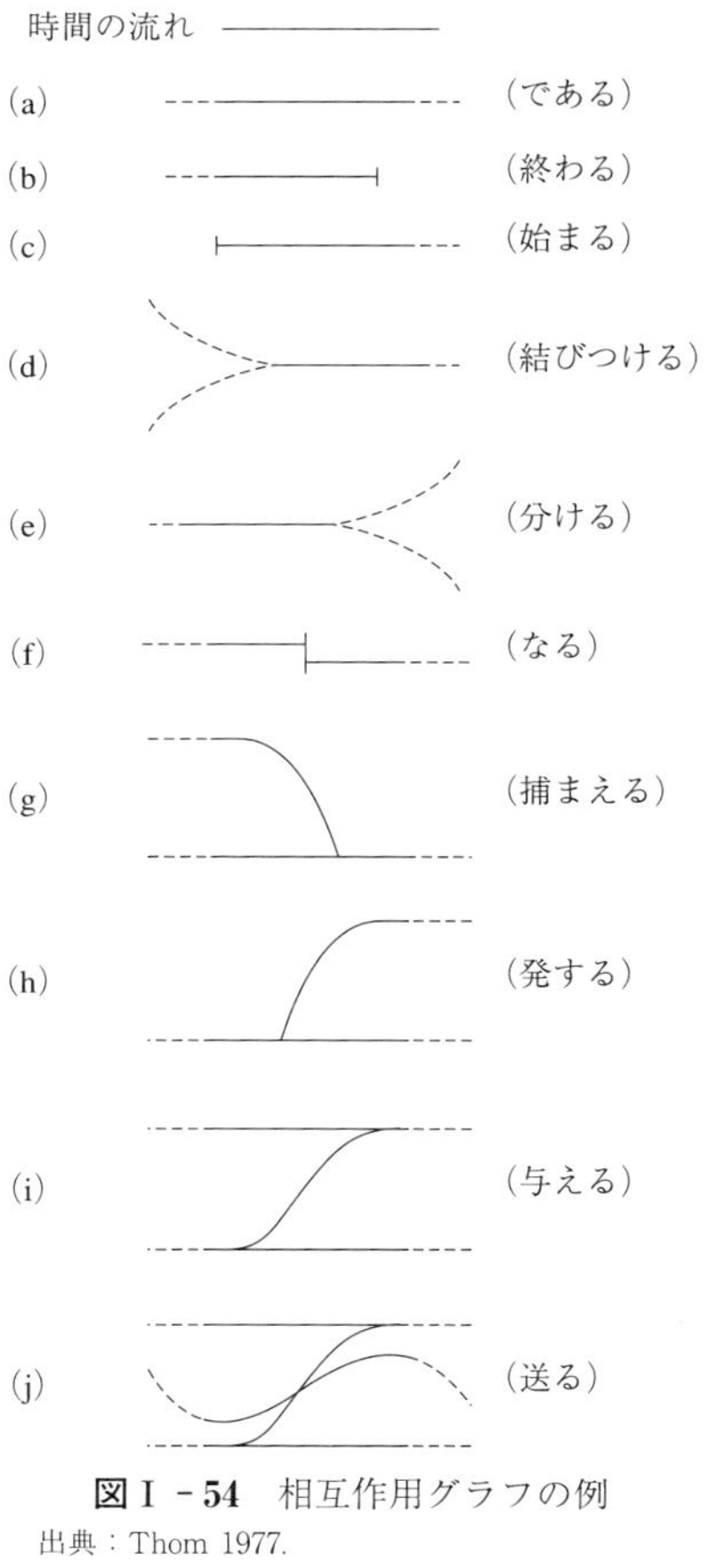

図Ⅰ－54　相互作用グラフの例
出典：Thom 1977.

表しました。このグラフは「相互作用グラフ」と呼ばれます。そして自然界での状態変化の仕方、すなわち相互作用グラフを分類し、時空間プロセスにおいて安定なカタストロフィーにおいて生ずる状態変化は一八種類しかないことをつきとめました。その例を図Ⅰ－54に示します。

このような一八種類の状態変化は、文の基本的意味にも対応すると考えられますし、またマンドラーのイメージスキーマとも繋がる重要な知見といえます。ある制約条件の下で状態の時空間的変化が二〇種にも満たないということは、私たちはそのような限られた状態変化の仕方をイメージスキーマとして獲得し、これによって外界で起きたことを概略的に理解しているのではないかと考えられるからです。

二種類の単語と意味役割

　私たちが使う単語には、開いたクラスと閉じたクラスの二種類があることを述べました。文を理解するには、これら両方のクラスの単語についての知識が必要です。加えて、構文的意味理解という機能がとても重要になります。私たちは、例えば「AがBをCした」という文を聞いただけで、Aが動作主（agent）、Bが被動作主（patient）、Cが行為であるとわかります。構文的理解とはこのように、文を構成する名詞に動作主、被動作主、起点（source）、着点（goal）、場所（location）、道具（instrument）などの統語的意味役割（θ役割）を与えることをいいます。文を構成する各単語にθ役割を与える機能は、文理解に最も基本的で重要なはたらきであるといえます。日本語ではθ役割を与える際に助詞が重要な役割を果たします。一方、英語では語順と前置詞が重要です。

　このθ役割を使って、文の意味を「動詞（動作主，被動作主，道具）」のような形で表すことができます。例えば「太郎は花子に手紙を送った」は、「送る（太郎，手紙，花子）」、より一般的には「送る（動作主，被動作主，着点）」と表せます。

表Ⅰ－1　動詞の取り得る項の役割と数

1項	歩く（動作主） 死ぬ（動作主）
2項	たたく（動作主，被動作主） 追いかける（動作主，被動作主） 来る（動作主，起点）
3項	与える（動作主，被動作主，着点） 置く（動作主，被動作主，場所）

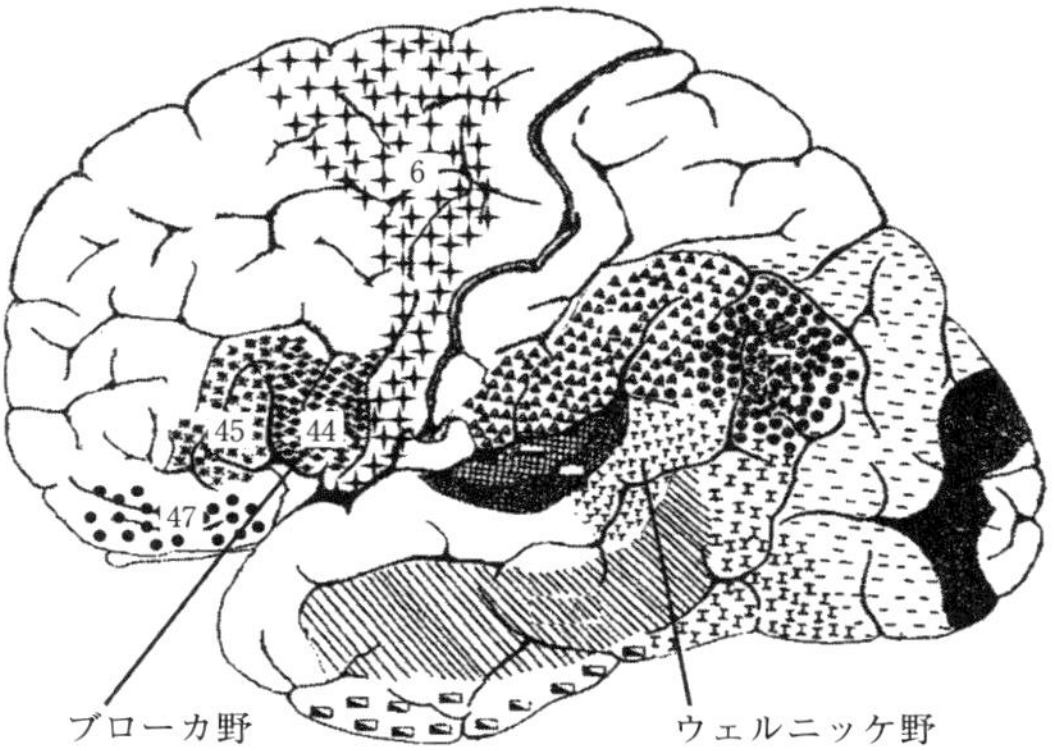

図Ⅰ－55　ブローカ野とウェルニッケ野

動詞や動作情報には、それが意味を持つために取り得る項（argument）の数と、各項に当てはめるべき名詞のカテゴリが決まっています（表Ⅰ－1）。ヒトの言語システムはこうした知識までもうまく獲得し、処理しているのです。

ブローカ野とその周辺の役割

ヒトの脳の左半球の44野と45野はあわせてブローカ野と呼ばれ（図Ⅰ－55）、言語中枢の中でも最も重要な場所と考えられています。このブローカ野とその周辺領域が同時に損傷されると、典型的なブローカ失語の症状が現れます。ブローカ失語になると話したい内容を文として組み立てることが難しく、個々の単語をポツポツと話すことしかできません。また、日本語では助詞の欠落、英語では語順の障害が見られます。例えば日本語の発話では「わたし、がっこう、行く」のようになり、英語では「go I home tomorrow」のようになります。言葉の産出の障害と同時に、言語の文法的な理解にも障害が見られます。例えば「ネコがイヌを追いかけた」という文では、どちらがどちらを追いかけたのかがわからなくなります。ブローカ野についてはさまざまな研究がなされ、より詳細な事実もわかってきていますが、この点については後に取り上げることにします。

ミラーニューロンと言語

ところで、第四章で述べたように、ブローカ野に対応する下前頭回にはミラーニューロンがあります（なおブローカ野は左の脳だけを指しますが、ミラーニューロンは右の対応部位にもあると考えられます）。ミラーニューロンは行われている動作に自己と他者の区別なく反応するので、その動作を行っているのは誰かということは別の場所で判断されねばなりません。また、何を摑むのかといった目的語に相当する情報も、ミラーニューロンが反応する動作自体には含まれていません。したがって、この情報も別の場所で処理されねばなりません。このうち動作主の検出には、後部頭頂皮質や島などが重要な役割を果たすことが明らかにされています。一方、動作の対象や目的語の特定には、主に視覚・触覚のパターン認識を行う側頭葉が重要です。

このことを踏まえ、例えば「私がコップを摑む」や「彼がコップを摑む」といった文をどのように理解するかを考えてみましょう。すでに述べたように、ミラーニューロンのはたらきによって摑むという動作を理解できます。しかしミラーニューロンでの理解には、「摑む（動作主，被動作主）」

の中の構文的意味役割の項には具体的な値が割り当てられません。そこで動作主の項に対応する情報は頭頂葉から、また対象物に対応する情報は側頭葉から送られてくると、構文的に意味を理解できます。

私は文の意味は人の脳内で次のように理解されるという仮説を提案しました（乾 2010）。これはミラーニューロンが意味役割の中の動詞の項に対応するような、ある種の「手」を持っており、動作主など項の具体的な値を頭頂葉や側頭葉から一時的に受け取ることで、誰が何をどうしたのかという意味が理解できるというものです。このような下前頭回—頭頂葉、下前頭回—側頭葉などの情報の結合は比較的長距離なのですが、文の意味を即時に理解するにはオンライン的にごく短時間で行われる必要があります。これを実現する機構（しかけ）の有力な候補として、ニューロン間の活動の同期（synchronization）が挙げられます。つまり動作主を表すニューロンと対象物を表すニューロンが、ある動作を表すミラーニューロンと一時的に同期して活動することで文の意味が理解されると考えられるのです。この考えの一部は現在、実証されつつあります。

マージはどのように行われるのか

「私の妹が学校へ行く」のような文は、単語の単純な系列というわけではありません。

[[[私の]　妹が]　[[学校へ]　行く]]

のように、各要素がどのようにまとまり、グループを形成するかによって文の構造が決まります。このように、文中の要素を適切に統合しグループ化する操作をマージ（統合）と呼びます。チョムスキーは、単語や助詞にマージをくり返して文や句を作れることこそが人間に固有の能力であると述べています。逆にいえば、言語活動の中のそれ以外の部分は、人間以外の動物にもある程度備わっている機能であると考えているのです。部分的にマージされた情報がミラーニューロンにおける行為の情報と最終的に結びつけられると考えれば、こうした考えが脳内メカニズムとして理解できるのではないかと思います。

動詞島仮説との関係

トマセロは、初期の子どもの言語能力では文法の一般的な知識がないので、それぞれの動詞ごとにその動詞の使い方を学習していると考え、動詞の島仮説と呼びました（Tomasello 1999）。例えば彼の娘は、「～を書いて」、「～を～に書いて」、「私が～で書く」、「～のために～を書いて」、「～が～に書く」のように、「書く」という動詞についてさまざまな使い方を覚えました。だからといって他の動詞についての一般的なルールもわかったわけではありません。あくまでも個々の動詞ごとにその使い方を覚えていて、「～」のところにはいろいろな物の名前が入るということを学習しているのです。

このように、個々の動詞についてその使い方を学習してから、一般的な動詞の使い方というものを徐々に学習していくようです。先に述べた私の仮説と併せて考えると、ある行為に対応するミラ

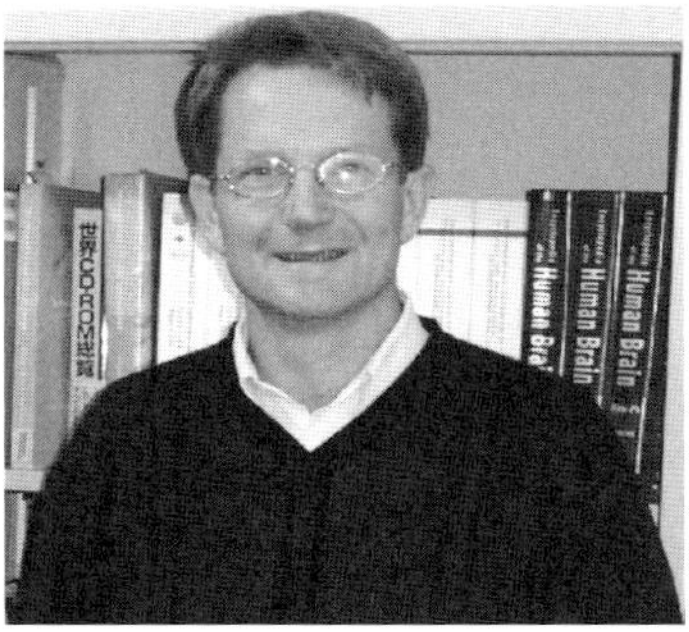

図Ⅰ－56　ピーター・ドミニー
2005年，京都にて筆者撮影。

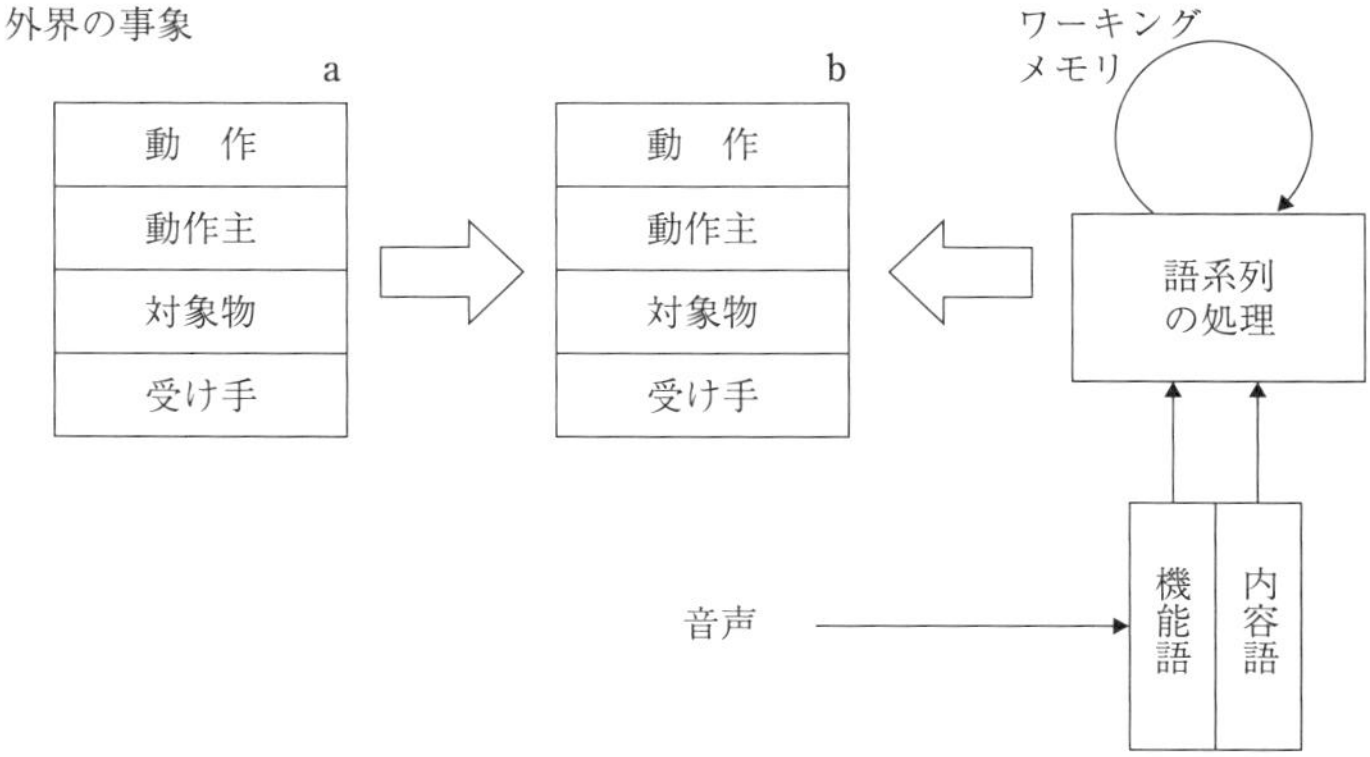

図Ⅰ－57　Dominey, Inui, and Hoen（2009）の言語獲得モデルの概略

ーニューロンがさまざまな対象物や行為主に対応するニューロンと同期発火することで、その使い方を学習していくといえます。

言語獲得と理解のモデル

子どもが周囲の大人の話し言葉から、意味役割まで含めて語彙を獲得し、かつ文章の意味をも理解するようになるプロセスについては、モデルが提案されています。図Ｉ－57のモデルでは、外界で生じたことを親が子ども（聞き手）に言葉で説明するという状況を仮定しています。聞き手は状況を見ることで動作や役割を理解し、その情報を一旦記憶します（図中のａ）。次にその状況が親によって言語的に表現されると（図中の音声）、単語が次々と時系列的に入力されます。このとき、機能語（閉じたクラスの単語）は47野に、内容語（開いたクラスの単語）はブローカ野の45野に伝えられます。そして44野と6野の境界付近では、次々と入力される単語を適切なθ役割に対応づけるように学習が進められ、単語の使い方が学習されます。すなわち、それぞれの単語がｂの箱にａと同一になるように割り当てられることが学習されます。

十分に学習が進むと、文が入力されるだけで格関係を正しく理解して、44野と6野の境界付近で各単語に正しいθ役割を与えられるようになります。すなわち、ａの情報が与えられなくても各単語がｂの正しい位置に割り当てられるようになります。また47野には再帰結合（出力が自らへの入力として戻されるように設計された結合：図中のループ状の矢印）があり、閉じたクラスの単語を系列順に一時的に保持しておく役割があると仮定されています。

認知発達過程再考——第Ⅰ部総括

第Ⅰ部のまとめとして、生後八か月までの発達の道筋を支える神経機構について考えます。まずは出生直後から備わっている機能の役割について考えます。ある能力が出生直後に確認できたからといって、すぐに「生得的に獲得された機能」と結論づけるのは拙速です。むしろ、胎児期に学習して獲得したと説明できるからです。

認知発達の道筋

機能がＤＮＡに書き込まれているのではない

神経の構造のすべてがＤＮＡに書かれているのではありません。すでに第一章で述べたように、神経回路網の構造は自己組織化されるように設計されています。重要なことは、大まかな構造は遺伝的に決められているかもしれませんが、ネットワークの細かな構造や調整は、網膜波やＰＧＯ波などが発生することで複雑に発達させている点です。第一章で紹介したリンスカーの先駆的研究のみならず、最近ではベドナーらも示しているように（Bednar and Miikkulainen 2003）、網膜波やＰＧＯ波が内部で発生することで後頭葉の視覚野にはさまざまな特性を持つニューロンが作り上げられる（自己組織化される）のです。さらにＰＧ

O波は、夢を見るときに発生することから、より高次の視覚野の自己組織化と関係しているにちがいありません。

PGO波と顔の学習

例えば、三つの黒い丸が逆三角形に並ぶようなPGO波が生じたとしましょう（これに似た信号が実際に生理学的に観測されています）。このとき、高次視覚野には顔のようなパターンに反応するニューロンが形成されることがシミュレーション研究で示されています。

筆者らは、胎児が子宮内で自分の顔を触ることにより（ダブルタッチ）、目・口・鼻のような顔の形状の凹凸情報が脳内で記憶されることを示しました（第二章参照）。最近、國吉らが、触覚情報を伝える皮膚のセンサー（触覚センサー）の密度を考慮して胎児の動き（胎動）をシミュレーションしました（國吉ら 2010）。すると、胎児は手で頻繁に、触覚センサーがたくさん存在する顔を触れる、つまりダブルタッチすることがわかりました。これと先に述べた研究を合わせると、胎児が自らの顔を触ることによりPGO波などに見られるパターンが作られ、それが大脳の後頭葉に伝わることによって顔のようなパターンに反応するニューロンが作り上げられるということになります。いったんこのようなニューロンができると、出生後に人の顔を見ることで、顔の特徴をより正確に検出するニューロンが作り上げられるわけです。

これらのことからわかるのは、ネットワークのごく大まかな基本の構造やセンサーの配置などは遺伝的に決められており、これによって適切な行動が自ずと生まれ、この基本ネットワークを基に、例えば顔の情報を処理したり記憶したりするネットワークが自己組織化されるということです。ですから、ＤＮＡには機能そのものではなく、機能を作り上げるために必要な、ごく単純な仕掛けの大まかなデザインだけが書き込まれていると考えられます。

「氏か育ちか」ではなく「氏と育ち」

エピジェネティクスという言葉があります。ＤＮＡの配列自体には変化がないにもかかわらず、遺伝子の発現のしかたを何世代にもわたって変化させるような現象のことで、ＤＮＡのメチル化などがそのひとつです。このようなエピジェネティックな機構がはたらくことで、同じ遺伝子をもって生まれてきた子どもでも、初期環境が変わると、その後の性質や行動が変わるのです。

二〇〇五年ミーニーらは、非常に興味深い研究結果を発表しました（Meaney and Szyf 2005）。全く同じ遺伝子をもつラットの子どもたちを二群に分けて育てます。一つのグループは子育てにあまり関心が無いラットに育てさせ、もうひとつのグループは、よく子どもの世話をするラットに育てさせました。すると、生後一週間という短い期間でも、驚くべき結果が出てきました。よく世話をする親に育てられたラットは、その後不安行動をあまり見せず、ストレスへの耐性が強いことがわかりました。しかもその性質は成熟するまで続いたのです。そして、行動レベルだけでなく分子レベルでも変化が生じており、脳のある部位の遺伝子にメチル化が起こっていました。

このように、遺伝子の構造自体は変化しないものの、その後の性質は初期環境によって大きく影響を受けることが示されました。さらにその影響は子孫の性質にまでも及ぶことも示唆されています。もちろんこれらの仕組みが分子レベルで完全に解明されているわけではありませんが、初期の経験が遺伝子のメチル化を起こし、それが個体の性質に影響を及ぼすことは驚くべきことです。

コミュニケーション機能に大切な五つの学習

ところで認知発達、とりわけコミュニケーション機能の発達には自他非分離の原則の下で、㈠胎児期における共感覚的身体図式（第二章）、㈡随伴性（第二章）、㈢身体運動の順モデル（第三章）と逆モデル、㈣座標変換（第三章）、㈤分離表象（第四章）を順次学習し獲得することが必要と考えられます。㈠で得られた身体図式は、新生児が顔に注意を向けるという初期の選好性の基礎となります。この学習には、第二章で述べたように一時的投射という、発達初期でのみ見られる過剰な配線があるという事実が重要です。

随伴性の学習

㈡の段階で随伴性の高い刺激に対して特に注意を向けること（例えばハンドリガード）で、続く㈢で自己身体の順モデルと逆モデルを同時に学習することができると考えられます。このためには、運動バブリングと呼ばれる発達初期での自発運動が必要です。また、順モデルと逆モデルの同時学習を仮定することで筆者らは、到達運動からポインティング行動が自動的に発生する発達過程をシミュレーションできることを示しました（乾 2011）。さらに運動の順モデルを獲得することで運動予測が可能となり、これが物体の永続性やイメージ生成の基礎にもなると考えました。

随伴性検出に関していえば、アセチルコリンやノルアドレナリン（ノルエピネフリンともいいます）等の神経修飾物質が重要な役割を果たすと考えられます。この二つの物質は睡眠・覚醒リズムの発現にも重要です。自閉症児では、頭頂葉と前頭葉においてアセチルコリンの受容体結合能が低下するとともに、ノルアドレナリンの濃度が増加します。

次に㈣の学習によって、自己中心座標だけでなく対象中心あるいは他者中心の座標で対象物を知覚・認知できるようになります。このような座標変換には、すでに獲得された運動の順モデルによる予測信号が必要です。そしてこの学習の後に、㈤において分離表象を作る学習が進むと考えられます。この表象が作られるようになると、ある物を別の物に見立てる、ごっこ遊びをする、といったことが可能になります。

順モデル・逆モデルとハンドリガード

第三章で述べたように、到達把持運動がいったんできるようになると、自分の手を見ずに対象物を把持できるようになります。また、静止物体に到達運動ができるようになると、動く物体に対しても到達運動ができるようになります。これらのことは何を意味するのでしょうか。

スムーズな到達把持運動のためには、脳内に運動の順モデルと逆モデルを作らなければなりません。運動の対象となるターゲットの位置は、視覚座標で与えられます。その視覚情報から適切な運動指令を作り出すのが、逆モデルのはたらきです。一方、運動指令からその運動を実行したときの手の位置を計算するのが、順モデルです。手を見ずに対象物へ到達できるということは、運動指令の結果（手の現在位置）を見て確かめなくてもわかるということです。つまり、順モデルによって手の視覚情報を適切に予測するとともに、視覚以外の感覚フィードバックを利用していると考えられます。さらに目標位置への適切な運動指令が作れるようになっているともいえます。こう考えると、大人ほど正確ではない乳児期の到達把持運動は、順モデルと逆モデルを同時並行的に学習する時期であると位置づけることができます。

この学習がうまく進むためには、手の位置と手の動かし方との対応関係をあらかじめ知っておく必要があります。おそらくこれをハンドリガードで学習しているのだろうと私は考えます。つまり、自分が動かしている手を自分で見ることで、運動指令と手の位置の感覚情報が対応づけられるのだと思います。

循環反応が学習をもたらす

ところで、学習するためには、一般に、その課題をくり返し実行しなければなりません。このときの動機づけは、発達上、はたしてどこに由来するのでしょうか。筆者らは、第二章で紹介したような循環反応が重要な役割を果たすと考えます（乾・小川 2010）。生後一か月から四か月ではハンドリガードなども含め、同じ動作をくり返す現象が見られます。これを第一次循環反応といいます。その後、生後四か月から八か月になると、物を使った動作，例えばガラガラを振るなどの動作をくり返します。これを第二次循環反応といいます。また，物体の永続性に関連して，「いないいないばあ」や「物を隠している布などを取り除く」行動なども，飽きずにくり返します。これも循環反応です。このように，各段階で重要な機能を獲得するために反復行動が生じることがわかります。しかも，このくり返しを喜んで行うことから，快感情との繋がりも重要であるとわかります。

ドーパミンの重要性

私は，循環反応はドーパミンの過剰放出またはドーパミンに対する感度上昇によって生じると考えています。ドーパミンニューロンはモチベーションに関連して活動を増します。このとき，報酬など外的なモチベーションのみならず，内的なモチベーションによってもドーパミンの濃度が高まることが知られています。また一時的記憶としてワーキングメモリ情報の保持にも効果があることがわかっています。循環反応は特定の快感情を伴って特定の行動をくり返すことであるとすると，くり返しを促すメカニズム，そしてくり返しを快とするメカニズムがはたらきます。このメカニズムのどちらにも過剰なドーパミンの作用がかかわると考えられます。以上の点から，ドーパミンの過剰放出またはドーパミンへの感度上昇によって，特定の快感情を伴って特定の行動をくり返すことが説明できます（ドーパミンと快感情については第Ⅱ部でも触れます）。

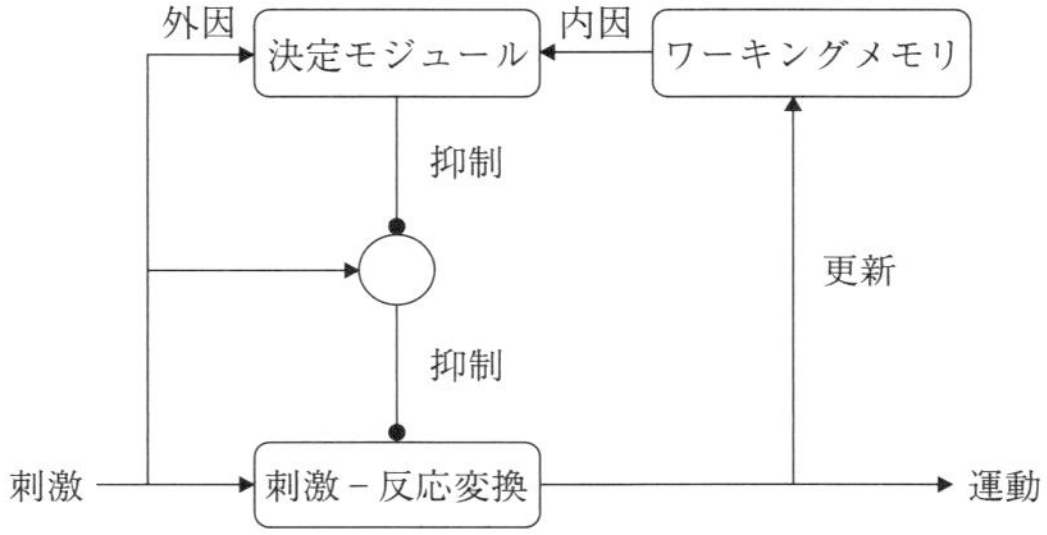

図Ⅰ－58　皮質－皮質下回路の概念図

脱抑制で行為を選ぶ

図Ⅰ－58に刺激に対する運動（行為）の選択に関する基本的な枠組みを示しました。これは、眼球運動の一種であるサッカードの制御機構をもとに考えたものです。サッカード制御では、図の刺激－反応変換を行っているところが上丘です。上丘では、刺激が入ってくるとそれに対する反応（運動）を反射的に生成します（第三章）。刺激が提示されると、刺激－反応変換部に入力されると同時に図のように抑制性ニューロン（ここでは・で表しています）にも入力されるので、運動が出現しないようになっています。この抑制性ニューロンへ大脳皮質にある決定モジュールがはたらき、適切な行動への抑制を抑制する、すなわち脱抑制によって行動を適切に実行するのです。いったんこの抑制系が学習されると、刺激に対して無意識的に、あるいは反射的に行動することなく、大脳皮質の制御によって適切な行動を選択できます。また、運動を次々と系列的に実行する場合には、各時刻で生成された運動の情報を、例えばコロラリー放電を通じて大脳皮質に送り、次の運動を選択・実行します。

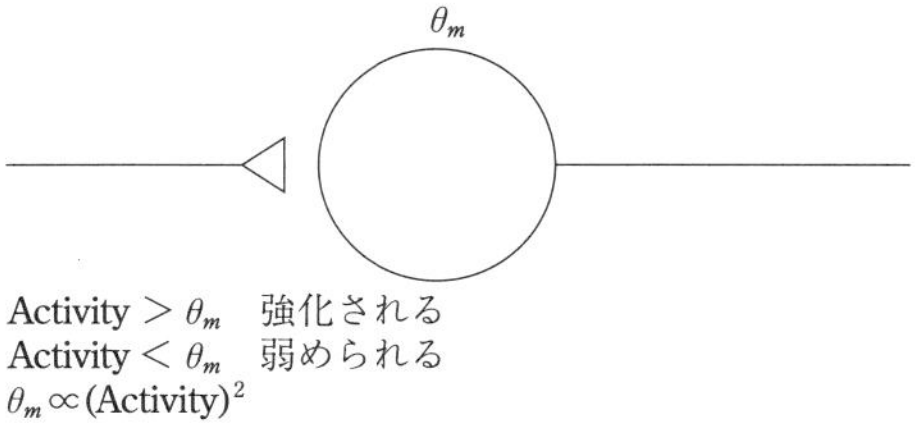

図Ⅰ－59　BCMの仮説

このように、ある刺激が入るとそれに対応する運動が生じるという仕組みは、大脳皮質でも見られます。例えばミラーニューロンもその一例です。他者の動作を見ると、それと同じ運動が反射的に出てもおかしくありません。しかし通常は前頭葉の別の部位がそれを抑えているので、反射的に真似ることがないのです。その抑制が外れると、他人の動作を意図に反して模倣してしまいます。

二〇一二年は記念すべき年

二〇一二年は、第一章で紹介したＢＣＭ理論が発表されて三〇年目に当たる年でした。三〇年の間にこの理論も若干修正されていますが、現在でも学習機構を説明する最も説得力のある理論と考えられています。これだけでなく、実はミラーニューロンも発見されてちょうど二〇年目でした。ミラーニューロンはコミュニケーション機能を支える中核をなす仕組みです（第四章）。この二〇年間にミラーニューロンの真価はますます高まっているといえます。

ＢＣＭ理論とは

シナプス結合の強さは、シナプスの後に続くニューロンの活性化レベルに依存して強くなったり弱くなったりする、というものです。具体的にいうと、シナプスにはあるθ_mという閾値（変化するかしないかを決める境目の値）が存在して、シナプスの後のニューロンがθ_mよりも強く活動した場合にはそのシナプスの結合は強くなり、逆にθ_mよりも弱い活動のときには結合は弱くなる、しかもこの閾値はニューロンの活動強度の二乗に比例する、という仮説です（図Ⅰ－59）。またシナプス結合の強さは、シナプス後のニューロンの活動が閾値よりも強ければ、そのときのシナプスの前のニューロンからの入力の強さに比例して強くなり、θ_mよりも小さければ、入力の強さに比例して弱くなると考えられています。

もしシナプス後のニューロンが絶えず強く活動をしていれば、閾値θ_mがどんどん上昇し続けるので、シナプスの結合強度が強くなるチャンスがどんどん少なくなってしまいます。つまり、そのような状態が続くと、シナプスの結合強度は逆に弱くなる傾向になるのです。このような学習メカニズムによって認知機能が発達するのですが、その詳細については今後の研究に期待されます。

おわりに

第Ⅰ部では、主に乳児の認知発達の神経基盤について考えてきました。出生直後の新生児に備わっている機能は胎児期に学習して獲得した能力で、しかもごく基本的な能力です。乳児はこの機能をベースとして、出生後に実に多くの学習を行い、さまざまな認知機能を発達させていくのだと考えられます。具体的には、出生直後に見られるさまざまな反射が動機づけになり、過剰なドーパミンの効果による循環反応を通じて、皮質―小脳系によるタイミング学習と皮質―基底核系による系列学習が進み、基本行動（運動）を獲得するというシナリオで認知発達は進むと考えられます。さらにこのような運動発達を発端として、社会性的機能や自己と他者との分

表Ⅰ－2　各月齢において獲得される機能

月　齢	獲得される機能と解剖学的変化
胎生３か月	把握反射が見られる
胎生６か月	上丘で成人と同様の層構造が見られる
胎生８か月	網膜から上丘への神経線維の髄鞘形成開始（３か月まで）
出生時	上丘から視覚野への神経線維の髄鞘形成開始（４か月まで）
２日	触覚刺激に対する頭部回転が観察される
６日	凝視した対象に手を伸ばそうとする
２週	手の位置を視野の中に保持するなど目と手の大まかな協調運動が可能
２か月	比較的スムーズな滑動性眼球運動
３か月	ハンドリガード
	目標指向的に行為を理解できる
３～４か月	（手足の視覚情報を利用しない）自己受容性誘導に基づく到達運動
４か月	正中線を越えて到達運動をする
	左右脳の協調・左右空間の統合が起こる
	網膜像の動きが同じでも，物体の運動か自己運動かを識別
4.5か月	静止物体に到達でき，動く物体にも到達できる
５か月	予測的滑動性眼球運動
５～６か月	物体の永続性を獲得できる
	サッカードが正確にできる
６か月	対象へのスムーズな到達運動
	観察動作に対する目標指向的理解
	抱いた人の顔をいじる
	いろいろな角度からものを見る
	リマッピングができる
	ダブルサッカードが可能
	手を見なくても手の向きの調整ができる
７か月	規準喃語
7.5か月	一次視覚野のシナプス密度がピークに達する
８か月	運動とその結果との関連性に着目する
	両手で物を打ち合わす
	はいはい開始
	自発的分類行動（７～８か月）
	語彙理解項目数の上昇
	シラブル遷移確率を学習
	句の単位を分節化
９か月	共同注意
	誤信念がわかる
11か月	異なる音節の組み合わせを話す

離などコミュニケーションを支える機能がどのように発達するのかも考えました。このような枠組みで発達障害などの疾患も捉え直すことができるのですが、それは第Ⅱ部で改めて紹介したいと思います。

第Ⅱ部　特別講義——発達障害と脳科学の最前線

第一講　睡眠障害を深く考える

自閉症とは

自閉症に関する診断基準はそれほど明確なものではありません。アメリカ精神医学会の診断基準（ＤＳＭ－Ⅳ）では、

㈠対人相互反応における質的な障害
㈡コミュニケーション機能の障害
㈢行動・興味および活動が限定され、反復的、常同的である

この三つが診断基準となります。いずれもそれほど明確なものでないことがおわかりでしょう。ただそれぞれ４つの下位項目があります。対人相互反応における質的な障害とは、例えばアイコンタクトや表情、身振りなどの非言語性コミュニケーションが少ないということです。また感情を共有するということも苦手で、同年代の友人関係を形成することが難しいというのも特徴です。次に意思伝達の質的な障害ですが、これには会話のタイミングを上手く調整できなかったり、場面に適切でない言葉を発したり、同じ言葉をくり返したり、他人がいった言葉をそのままオウム返しに

したり、といったことが挙げられます。また、ごっこ遊びや動作模倣などに関しても欠陥が見られます。そして最後の診断基準ですが、これは状況や環境の変化に対して強い抵抗を示し、それに順応するのが苦手であることと対応します。手をひらひらさせるなど常同的で反復的な動きをし、電車の車輪や扇風機の羽根など特に回転する物を過剰に見続けるなどの特徴があります。なお、言語発達遅滞や知的障害がなく（むしろ高い人もいます）、なおかつ前述の特徴を持つ人をアスペルガー症候群といいます。

神経修飾物質

ところで神経修飾物質と呼ばれる化学物質は、脳の機能、広くいえば心のはたらきを調節する役割を担っています。皮質下の脳幹からは長い軸索が大脳皮質の広い領域に投射して分布していますが、投射する先の皮質領域や皮質の軸索密度は種類によって異なります。こうした投射を通じて神経修飾物質はまさにご飯のふりかけのように神経網にはたらき、情報処理を調節するのです。英語では、neuromodulatorといいます。代表的なものとしてアセチルコリン、ドーパミン、セロトニン、ノルアドレナリンなどが挙げられます（図Ⅱ-1、図Ⅱ-2）。

例えば、ドーパミンは快感ややる気を感じるときに分泌される物質で、さらに学習にも深く関係しています。やる気のあるときは学習効果が促進されるのはそのためです。ドーパミンは学習率に比例定数のような形で影響すると考えてください。やる気のあるときは比例定数が大きくなり学習が促進されますが、やる気のないときは比例定数が小さくなり学習効率が低下します。一方、ノル

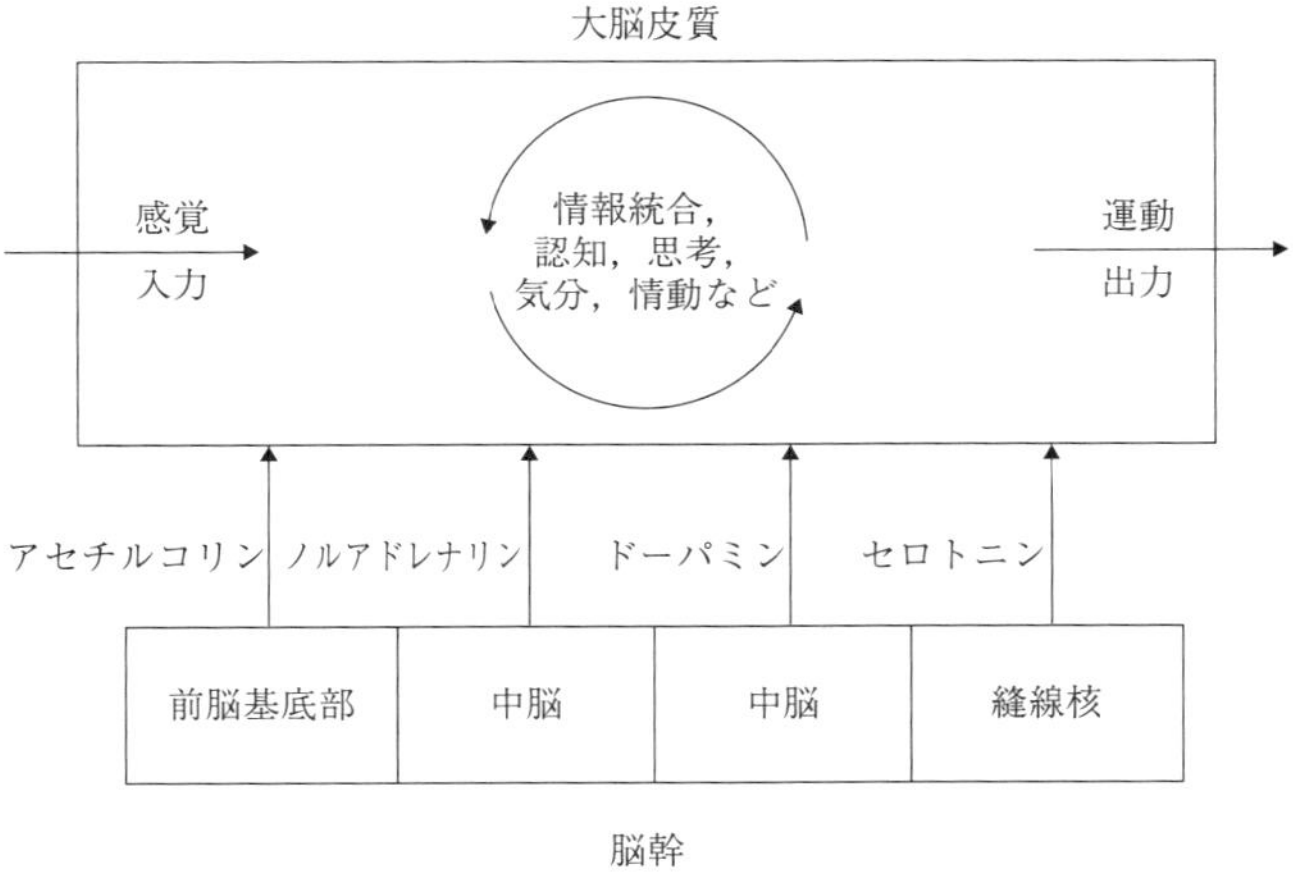

図Ⅱ－1　脳幹から大脳皮質の広い範囲に伝達される神経修飾物質
出典：Gu（2002）を改変。

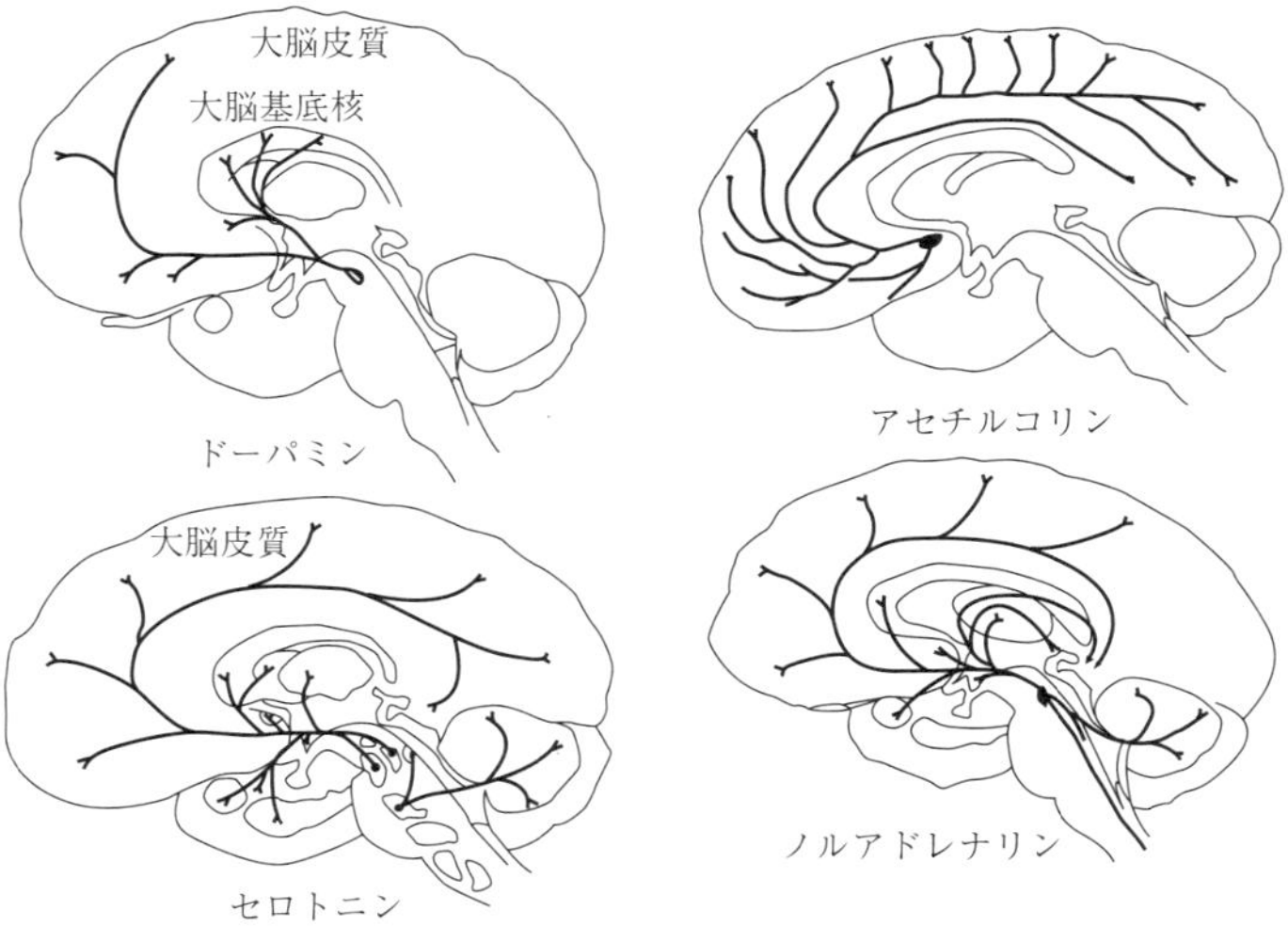

図Ⅱ－2　脳幹から大脳皮質への神経修飾物質の伝達経路

アドレナリンという物質は覚醒と関係があり、朝になると目が覚めるのもこの脳内物質のおかげです。自閉症の人たちがしばしば睡眠障害を経験しているというのは興味深い事実です。

自閉症の脳内物質

自閉症だった人の脳を死後に調べた結果、受容体バインディングの解析では、頭頂葉および前頭葉でアセチルコリンの細胞への吸収力が大きく低下していたことが明らかにされています（Lam et al. 2006）。しかしながら、これらの差がどのように自閉症の症状と関連しているかは不明です。

一方、自閉症とアスペルガー症候群においてノルアドレナリンの血中濃度と尿中の濃度を調べたところ、協力者の状態によらず、ノルアドレナリンの低下が血液と尿に共通して見られました（Gorina et al. 2011）。

睡眠の機能と睡眠障害

睡眠にはおおよそ一・五時間（九〇分）のサイクルがあります。最初に深い睡眠が現れた後、レム睡眠とノンレム睡眠がこのサイクルでくり返されるのです。

睡眠サイクルの初めに見られるような、最も深いノンレム睡眠を徐波睡眠といいます。レム睡眠の状態になると急速眼球運動（サッカード、第三章参照）が見られます。発達的にみると、胎児から新生児にかけては圧倒的にレム睡眠の時間が長く、その長さがピークに達するのが妊娠第三期になります（図Ⅱ－３）。生後は、覚醒時間と認知能力が増加するにつれてレム睡眠の長さは短くなります。

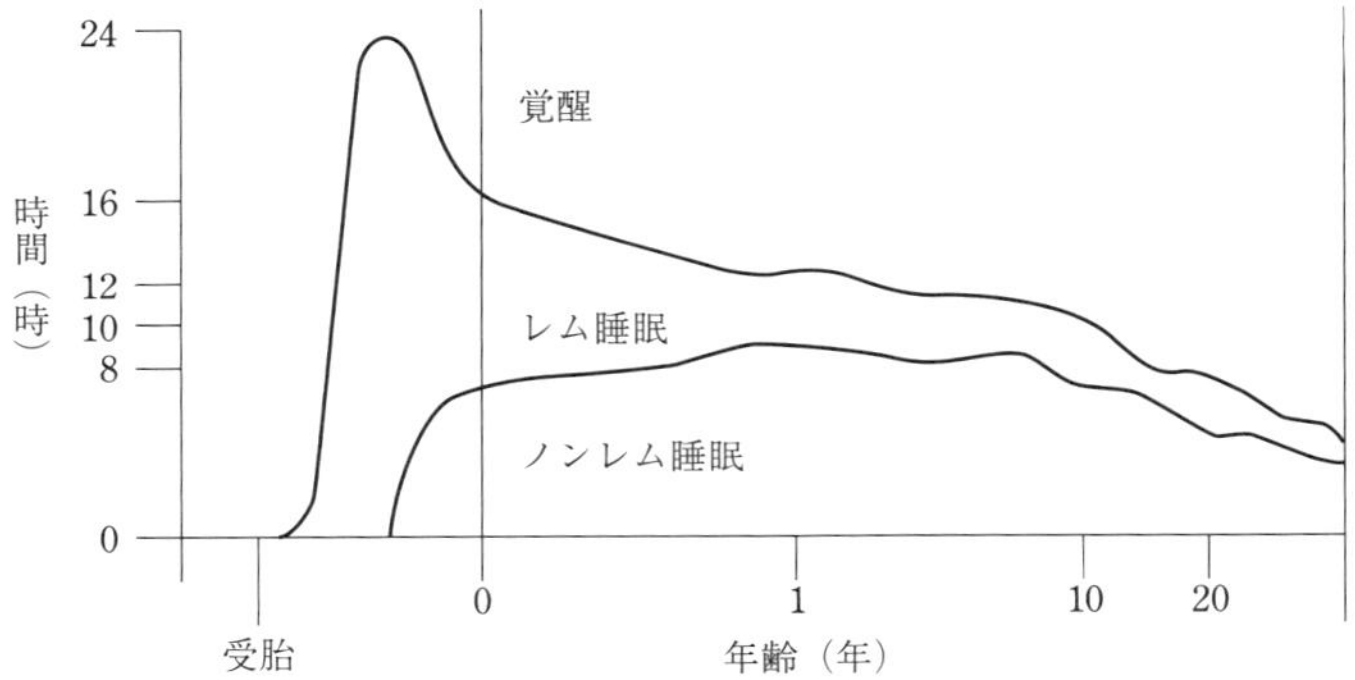

図Ⅱ－3　年齢と覚醒・ノンレム睡眠・レム睡眠の割合との関係
出典：Hobson 2009.

レム睡眠中は夢を見ています。レム睡眠時に見られる脳波は覚醒状態と似ていますが、運動機能が抑制されています。だから脳は活性化されていますが手足を動かすことはできません。かわりに目だけが急速に運動します。またいうまでもなく、レム睡眠中には外からの感覚入力が遮断されており、運動出力も抑制されているので脳だけがはたらいている状態になります。

すでに述べたように、レム睡眠中には脳幹から後頭葉に伝えられるＰＧＯ波（第一章参照）と呼ばれる信号が伝達されます。これは、通常なら夢を見ている状態です。すなわち、夢の幻覚的な視覚イメージを形成するのにＰＧＯ波が用いられていると考えられています。

夢の役割についてはいろいろと説がありますが、ひとつは、レム睡眠中に脳が私たちが活動しているときの脳活動を再現し、シミュレーションしているというものです（図Ⅱ－4）。これにより、起きている間の学習がしっ

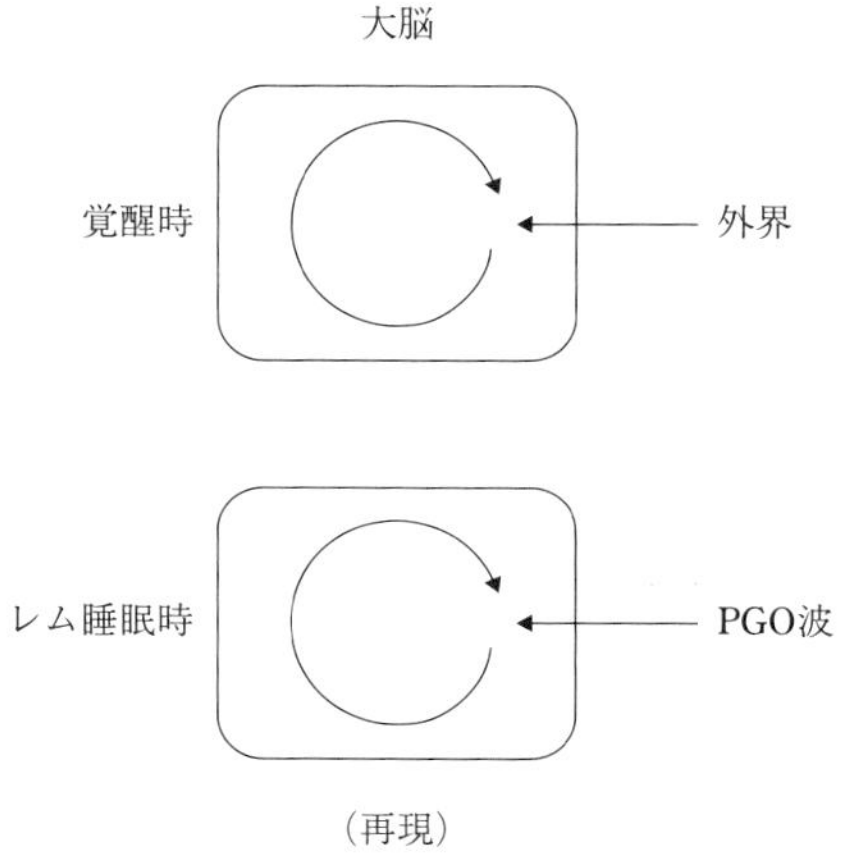

図Ⅱ－4　レム睡眠の役割

かりと固定化されると考えられています。ですからレム睡眠をすることによって学習の効果が現れるのです。逆にレム睡眠を遮断すると、学習効果はきわめて低くなります。したがって、試験前にはしっかりと睡眠を取ることが重要だとされています。睡眠が学習において重要であることは、さまざまな実験で知られています。さらに最近では、睡眠をとることによって洞察力が高まることも明らかにされています。

リモージュらの調査結果によると、自閉症の人は寝付きが悪く、夜起きる頻度が高く、レム睡眠中のサッカードの頻度が低いという結果が得られています（Limoges et al. 2005）。入眠してからしばらくすると深い眠りに入ります。これは先述した徐波睡眠ですが、自閉症ではこの徐波睡眠も少なくなります。さらに、睡眠時間も短くなり、特にレム睡眠の割合が小さいことがバックレーらによって明らかにされています（Buckley et al. 2010）。

睡眠障害と自閉症の特徴を結びつける仮説

自閉症では睡眠障害が見られますが、これは冒頭で述べた自閉症の判定基準に書かれている特徴とどう関係しているのでしょうか。これは今まで全くわかっていませんでした。これまで述べた背景から、私は二〇一〇年に睡眠障害の機構と自閉症の特徴的行動とを結びつける仮説を提案しました。それは、両者を結びつける鍵を神経修飾物質に見出すというものです。以下ではこの仮説を紹介したいと思います。

すでに述べたように、睡眠はノンレム睡眠とレム睡眠からなる、一サイクル九〇分のリズムから構成されています。実はこの二つの睡眠時において、神経修飾物質の濃度が異なることが知られています。

覚醒時にはノルアドレナリンやセロトニンの濃度が高くなるのに対し、レム睡眠ではアセチルコリンの濃度が高くなります。覚醒時は外界とのインタラクションを行いますが、レム睡眠時には外界とのインタラクションはなく、脳だけが活性化されている状態です。そして、それらが神経修飾物質と強く関係しているのです。ホブソンは図Ⅱ-5のような睡眠のＡＩＭモデルを提案しています（Hobson 2009）。Ａは活動を、Ｉは入出力のゲーティングを、Ｍは神経修飾物質の濃度の調整を表します。覚醒状態では外界と積極的に相互作用し、レム睡眠では内部でシミュレーションをします。この点はすでに述べたとおりです。ですから睡眠サイクルが正常でなくなると、これらの神経修飾

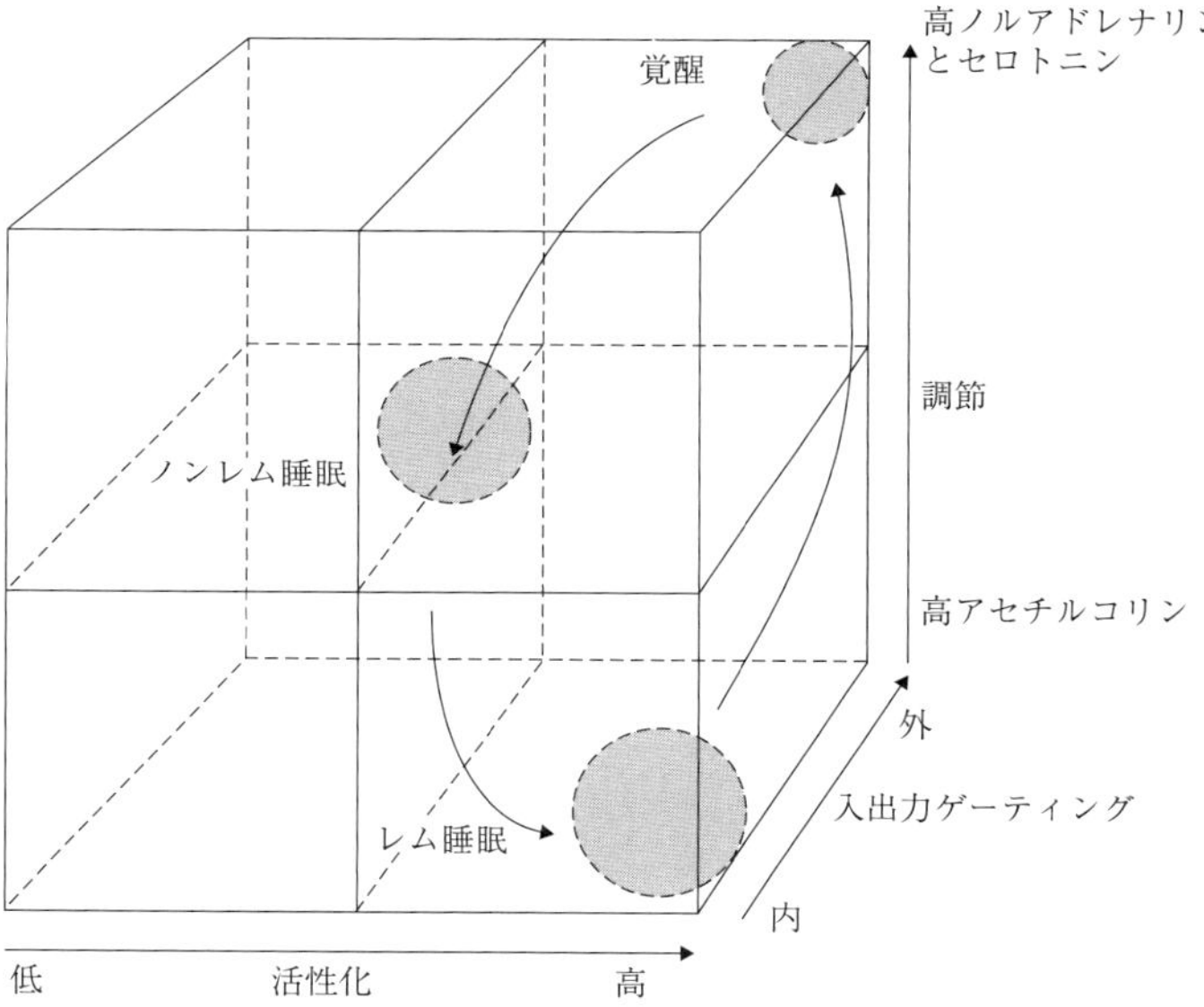

図Ⅱ－5　AIM モデルの概要

出典：Hobson 2009.

物質もうまく機能しなくなるのではないかと考えられます。実際、自閉症ではノルアドレナリンやアセチルコリンの機能不全があることはすでに述べたとおりです。

一方、計算論的神経科学や認知神経科学の分野では、このノルアドレナリンとアセチルコリンが注意機能と密接に関係していることが明らかにされてきました。アセチルコリンもノルアドレナリンも、濃度が変化すると注意機能が正常にはたらかなくなるのです。

しかし、アセチルコリンとノルアドレナリンは少しその機能が異なります。アセチルコリンの濃度の調整がうまくできなくなると、特定の文脈でいろいろな可能性が起こり得るということを過小評価してしまうようです。一方、ノルアドレナリンが減少すると、現時点で持っている外界に対する枠組みや捉え方、物の見方を過剰に信頼して固執性の高い行動をとってしまい、環境変化に適応する能力に障害が生じます。これらは自閉症の判定基準に合致しています。そこで私は以下の仮説を立てました。自閉症ではこれら二つの神経修飾物質の量が低下し、それによって固執性の高い行動が引き起こされ、また第二章で述べたような随伴性の学習も影響されるのだと考えたのです。先に述べたゴリナら（Gorina et al. 2011）の研究はこの仮説を支持しています。

第二講　スモールワールドから考える

自閉症児の頭囲は大きい

ごく最近、自閉症に関して外から見える頭の形態と神経の発達過程とが結びつくことがわかってきました。これまで、多数の自閉症児と同年齢の健常児の頭囲（頭の周囲長）が調べられてきました。その結果、自閉症児では出生直後は健常児に比べて頭囲が小さいのですが、一歳や二歳の頃からは逆に健常児より頭囲が大きくなることがわかっています。また、この逆転は六か月から一四か月の間に起こるようです。しかしこれが何を意味しているのかということは、長い間明らかにされていませんでした。後にこの意味について述べます。

小さな世界

さて、ここで少し話は変わりますが、今から四五年前に社会心理学者のミルグラムが行った興味深い実験を紹介することにします。その実験とは、ある人から別の知らない人に手紙を送ってもらうというものです。ただしこの実験ではまず知り合いに手紙を出し、その知り合いがまた次の知り合いに手紙を出さないといけない、というルールが設けられています。このような制約のもとで手紙を送る場合、最終的に何人の人たちを介せば、目的とする人に手紙が届くでしょうか。この問題はスモールワールドという考えと深くかかわっています。この実験を通じて、ミルグラムはとても興味深い結論に至りました。平均六人の共通の知人の連鎖を介せば、世界中のすべての人間と間接的な知人関係を結べるというのです。彼はこの現象を指して「六次の隔たり（Six Degrees of Separation）」と呼びました。仮にあなたが知人を通じて安倍首相に手紙を送りたいと望むのであれば、間におおよそ六名の人を介せばよいのです。ちなみに以前、この実験と同じことを試みた番組がテレビで放映されています。日本全国から無作為に選ばれた一般人AとBが、「知り合いの知り合い」を通じてターゲットのタレントに六回以内で到達すべくバトルを展開する、というものです。このように彼の実験は非常に面白い事実を明らかにしました。

しかし、そもそもミルグラムはこの実験によって何を明らかにしようとしたのでしょうか。それは、人間どうしのネットワークが果たしてどのような構造を持っているのかということです。この研究により示された特徴を持つネットワーク構造は、今では「小さな世界のネットワーク（small world network）」と呼ばれています。ネットワークの構造について理論的な研究は、ミルグラム以後も物理学者などを中心に具体的に進められてきました。なお、インターネットが普及した現在、このネットワーク構造はどのように変化したのでしょうか。興味深い問題ですね。

スモールワールドネットワークの構造

それでは、スモールワールドネットワークとはどのようなネットワークなのでしょうか。それを説明する上で、ネットワークを構成する単位をノードといい、ノード間を結ぶ線をリンクと呼ぶことにします。例えば人間社会の場合は、一人ひとりの人間がノードに対応し、人間関係がリンクに対応します。脳を構成するニューロンという細胞の場合は、ニューロンの細胞体がノードに対応し、情報伝達を行っているニューロンの軸索部分がリンクに対応します。

スモールワールドネットワークの特徴は、ネットワークを構成するノードの総数に対して、リンクの総数が非常に少ないことにあります。しかも、任意の二つのノード間の距離――二つのノード間に介在する最小のリンクの数――はノードの数に比べてきわめて小さいのです。ノード間の距離をもう少し正確に定義しますと、任意の二つのノードを選んだときに、一方のノードから他方のノードへ到達するために通らなければならないリンクの最小の個数、ということになります。また、スモールワールドネットワークには、もう一つ重要な特徴があります。それは、部分的に一部のノードがクラスター（群れ）を形成しているということです。あるノードを選んだとき、それに直接結合しているノードがたくさんある場合、それらのノードはクラスターを形成しているといいます。

要するにスモールワールドネットワークとは、クラスター化されている度合いが高く、また任意に選んだノード間の距離が小さいようなネットワークのことです。そして、人間どうしの関係はスモールワールドネットワークを形成します。あなたがもし京都の人だとすれば、京都や大阪といった近い場所にはたくさんの友人がいるはずです。たくさんの「直接の知り合い」がいるということ、

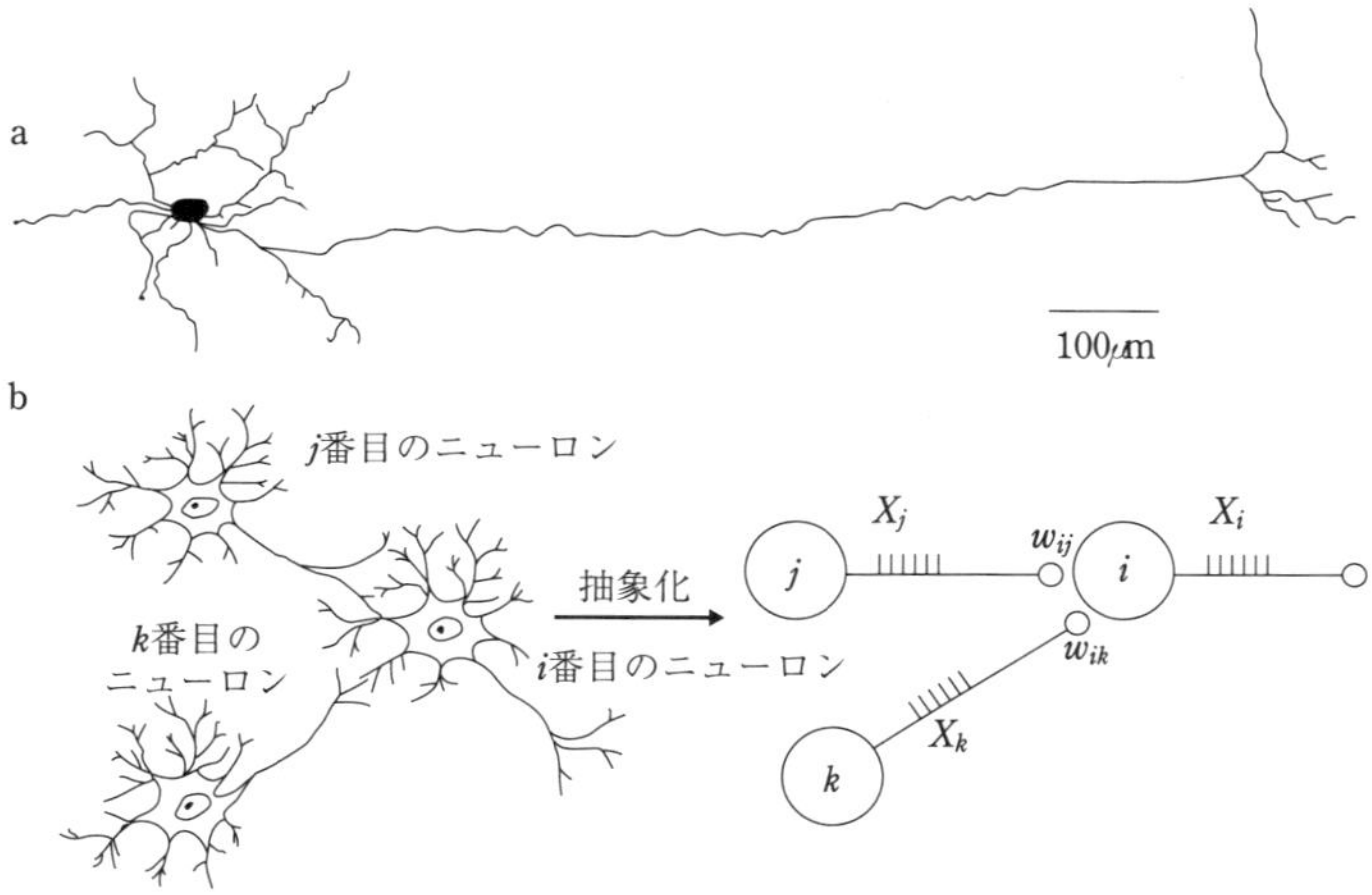

図Ⅱ－6　ニューロンの形態と情報処理様式

これがすなわちクラスター化です。一方、少数ですが東京や新潟にもやはり知り合いは存在しているでしょう。また逆に、東京の人なら東京にたくさんの友人がいるけれども、逆に少数ではあるが関西にも友達がいるというような構造になっているはずです。人間関係の持つこうした特徴が、結果としてスモールワールドネットワーク構造を形成するのです。

神経ネットワークの基礎

それでは、神経ネットワークはどのような構造をしているのでしょうか。神経ネットワークの構成単位は神経細胞すなわちニューロンです。大脳には数百億のニューロンが存在するといわれています。これらの構成するネットワークが高次の情報処理を行い、私たちの心を作り上げているのです。図Ⅱ－6を見てください。図Ⅱ－6aには実際の大脳皮質のニューロンのスケッチが示されています。図で左の方に描かれている黒い丸の部分が細胞体です。そこから木の枝のように生えているのは樹状突起と呼ばれるものです。また、細胞体からは右の方へ向かって一本の長い線が出ています。これは軸索と呼ばれるもので、細胞体で発生した電気信号を次の神経へと伝達する電線の役割をしています。先述したネットワークの言葉でいえば、細胞体はノード、軸索はリンクに対応する部分といえます。図Ⅱ-6aの右端を見ると、軸索が先端の方で枝分かれしている様子がわかります。この枝分かれ部分のさらに先端部が、別のニューロンの樹状突起と繋がっています。こうしたニューロンとニューロンの接続部分はシナプスと呼ばれます。ここに描かれたニューロンは1ミリメートル近い長さの電線を持っており、その先のニューロンへとシナプスを介して信号を送っているのです。

図Ⅱ-6b左には、3つのニューロンの繋がり合う様子が模式的に描かれています。この図の場合には、j番目のニューロンとk番目のニューロンから伸びている軸索がi番目のニューロンの樹状突起と繋がっています。この繋がりによって、j番目とk番目のニューロンから出た信号はi番目のニューロンへと伝えられます。このときのニューロン間の接合部がシナプスに対応します。脳内の複雑な神経ネットワークを毎回このような絵を使って描写するのは大変ですので、この様子をより抽象化して図Ⅱ-6bの右のように描くことにします。軸索の上に描かれた櫛形は、今まさに軸索をパルス信号が伝わっているということを示しています（この図はかなり簡略化されたものです。

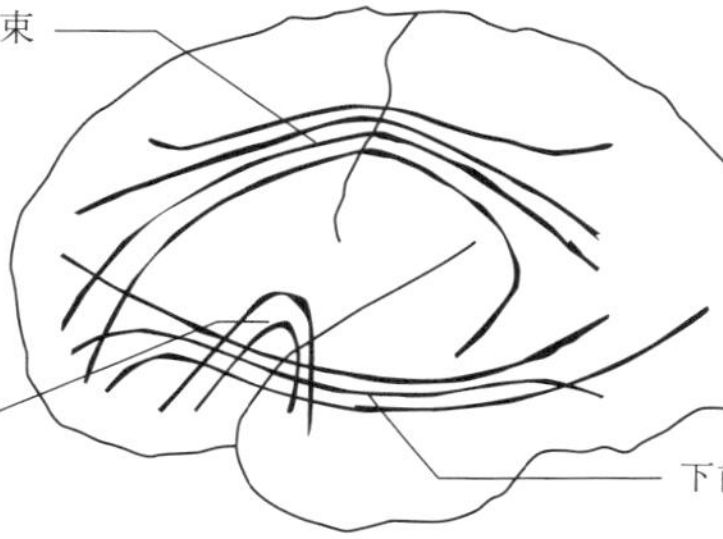

図Ⅱ－7　長連合線維

ニューロンの出力が実際に示すパターンは、通常このようにきれいな櫛の形ではありませんので注意してください）。そして、シナプスの強さ、すなわち細胞間どうしの結合の強さをここでは w で表しています。すなわち j 番目のニューロンから i 番目のニューロンへのシナプス結合の強さを w_{ij} と描いています。この w を変化させることが基本的に大脳における学習に対応しています。

神経系はスモールワールドネットワーク

すでにお気付きかもしれませんが、実は脳内の神経ネットワークはまさにスモールワールドネットワークの構造を持っているのです。ある同一の領野に含まれるニューロン群は密に結合し、クラスター化されています。そしてそれだけではなく、脳内には遠いところのニューロンと連絡する線維が走っているということもわかっています。こうした遠い領野へと信号を送る軸索のことを特に長連合線維と呼んでいます。長連合線維としてよく知られているものには、前頭葉と頭頂葉を結ぶ上縦束や、前頭葉と側頭葉を結ぶ鈎状束、そして前頭葉と後頭葉を結ぶ下前頭後頭束などがあります（図Ⅱ－7）。互いに遠く離れた領野にあるニューロンも、これらの長連合線維で結ばれているものどうしは直接通信することができるのです。

ミエリン化とスモールワールド

軸索は信号を伝達する電線であると述べました。この電線はミエリンという被膜で覆われています。もっとも、生まれてすぐの時点からすべての軸索がミエリンに覆われているというわけではありません。軸索は発達に伴ってミエリンに覆われていきます（これをミエリン化といいます）。ミエリン化の時期は脳内の部位によってさまざまです。出生前後からミエリン化が始まるところもあれば、前頭葉のようにかなり遅れて始まるところもあります。

実は先述した自閉症の頭囲の拡大が、このような神経線維のミエリン化という現象と密接に関連していることがわかってきました。これはヘルベルトらの研究によるものです（Herbert et al. 2004）。ニューロンの細胞体（すなわちノード）と軸索（すなわちリンク）は大脳皮質において概ね別々の部分に集中しており、それぞれの部分は灰白質および白質と呼ばれています。灰白質は大脳皮質のより外側、白質はより内側の部分です。自閉症の脳におけるこれらの関係を詳しく調べると、大脳皮質の比較的近い（近距離および中距離の）領域間を結ぶ線維連絡（連合線維）が走る白質部分の拡大が見られたのです。さらに、こうした拡大の見られたのはミエリン化が遅い部分でした。とりわけ前頭葉における近距離・中距離の連合線維は、一歳を過ぎるまでミエリン化が起こらず、一歳の後半からミエリン化が起きます。一方で、皮質と皮質下を結ぶ線維（投射線維）がある白質部分、および左

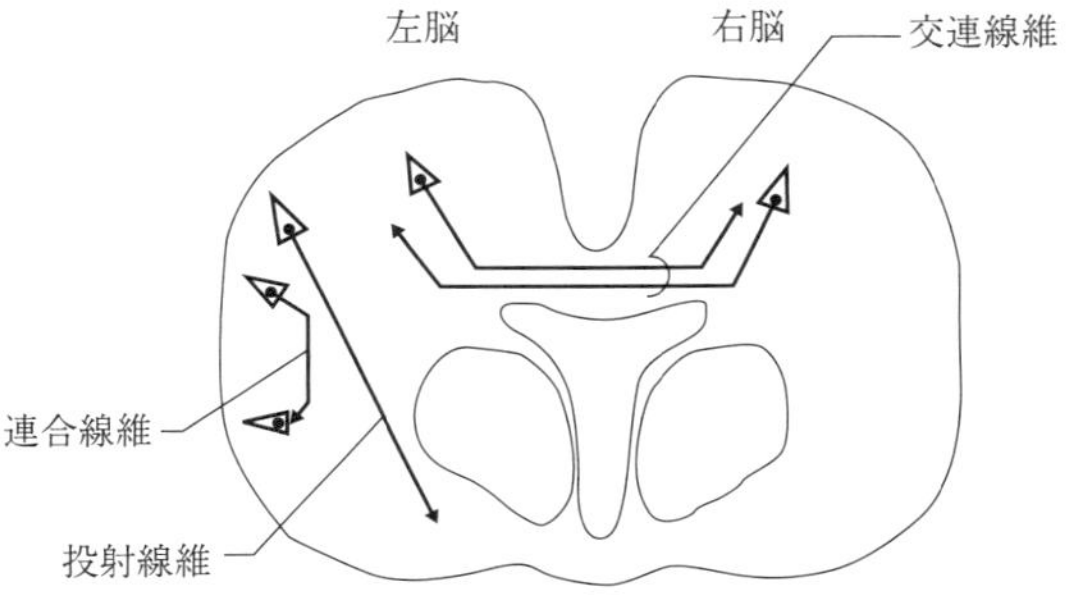

図Ⅱ－8　白質を走る３種類の線維

右の脳を繋ぐ線維（交連線維）がある白質部分には大きな変化は見られませんでした（図Ⅱ－8）。

つまり遠い領野に信号を送る長連合線維の部分には異常は見られないのに対し、比較的近い領野間を結ぶ連合線維が存在する白質部分は自閉症の場合に拡大するということがヘルベルトらの研究からわかりました。そして、この白質部分はミエリン化されるのが遅い部分です。この事実の示唆するところは、自閉症においては近傍を繋ぐ線維すなわち電線が異常に多いということです。つまり、自閉症の脳には過剰な配線が存在しており、そしてこのことが自閉症の頭囲の異常に対応していたのです。この事実については後の部分でも再び言及します。

自閉症の神経ネットワーク

先に述べたように、脳のネットワークはスモールワールドネットワークの構造をしています。しかしながら自閉症においては、それらが機能的に正常にはたらいていない可能性が考えられます。脳内の配線に異常があるという事実が存在するからです。近年、脳波やＭＲＩを用いて、自閉症の神経ネットワークが正常にはたらいているのか否かが詳しく検討されてきました。例えば、脳の任意の二つの位置における脳波の同期現象を脳波で測定することにより、それらを繋ぐリンクが正常にはたらいているかどうかが調べられています。バルトフェルドらによると、自閉症では短距離の結合、すなわちスモールワールドネットワークでいえばクラスター化されているノード間の結合は、健常者に比べて異常に強くなっていることがわかりました（Barttfeld et al. 2011）。逆に長距離の結合に対しては、そのはたらきが大変弱くなっているというのです。さらに自閉症の重度が増すにつれ、短距離の結合過剰はより顕著になり、逆に長距離結合の低下は顕著であることもわかっています。

長距離結合の重要性

長距離の結合は、基本的には長連合線維によって信号伝達がなされています。そして高次の認知機能は、このような長距離の結合をうまく使って実現されていると考えられています。

例えば言語による音声コミュニケーションの例を考えてみましょう。音声認識は主として側頭葉にあるウェルニッケ野というところが行います。一方、文法的な規則によって文の意味を解析する機能の責任領野としては、前頭葉にあるブローカ野が知られています。音声コミュニケーションの場においては大量の情報がどんどん入力されてきますから、ブローカ野とウェルニッケ野にはオンラインで入ってくる情報を高速に処理することが要求されます。ですから、ブローカ野とウェルニッケ野の間の情報のやり取りには上縦束がとても重要なのです。これが長距離結合の主たる機能であるといえます。

第三講　感覚過敏と情報統合

第二講で述べたように、自閉症では短距離の機能的結合――スモールワールドネットワークでいえばクラスター化されているノード間の結合――が異常に強くなっていることが、バルトヘルドらによって明らかにされました（Barttfeld et al. 2011）。さらに、自閉症では大脳皮質における近距離および中距離の線維連絡（連合線維）が異常に多く、白質部分が拡大しているというヘルベルトらの研究（Herbert et al. 2004）もすでに紹介しました。

短距離結合の過剰は何を意味するのか

さて、短距離結合が過剰であるという事実に加えて、実は自閉症における異常行動は興奮性細胞の活動が過剰であることと関係していることもわかってきています。現時点で短距離結合の強さと興奮性細胞の過活動を関連づけることには慎重にならないといけませんが、これらは自閉症について考える上で重要な特徴であるといえます。例えば自閉症によく見られる感覚過敏という症状は、このような過活動のメカニズムによって引き起こされていることは十分に予測できるのです。自閉症の人には、触れられるだけで強い痛みや身体的な不快感をおぼえる人がいます。これは触覚過敏の例です。一方、聴覚過敏の場合は、何らかの音を非常に不快に感じ、耳をふさいでしまいます。
それでは、興奮性細胞の過活動がどのように行動の異常へと繋がっていくかを詳しく見ていきましょう。

神経回路の基本様式とその機能

ニューロンは大別して、興奮性のニューロンと抑制性ニューロンの二つに分けられます。興奮性のニューロンは、活動すると結合している相手のニューロンに向かってプラスの信号を与えます。したがって興奮性のニューロンが活性化されると、結合先のニューロンの活動レベルを高めることになります。一方、抑制性のニューロンは結合先のニューロンの活動レベルを低下させるはたらきを持っています。抑制性のニューロンが活動すると、結合先のニューロンへはマイナスの信号が伝わるのです。このような興奮性と抑制性という二種類のニューロンがうまくはたらくことで脳は適切な情報処理を実現しています。

図Ⅱ-9に神経回路の例を示します。まず上側の図を見てください。プラスの信号I_iがi番目のニューロンに入力されると、自分自身にはプラスのフィードバックを返し、他のニューロンにはマイナスの信号が送られます。下の図も同様に、i-1番目のニューロンに入力I_{i-1}があればi-1番目のニューロンはプラスのフィードバックを受け、それ以外のニューロンにはある強さの抑制がかかる、というネットワークを表しています。

図Ⅱ-9にはi番目のニューロン、i-1番目のニューロンを中心とした構造のみが示されています

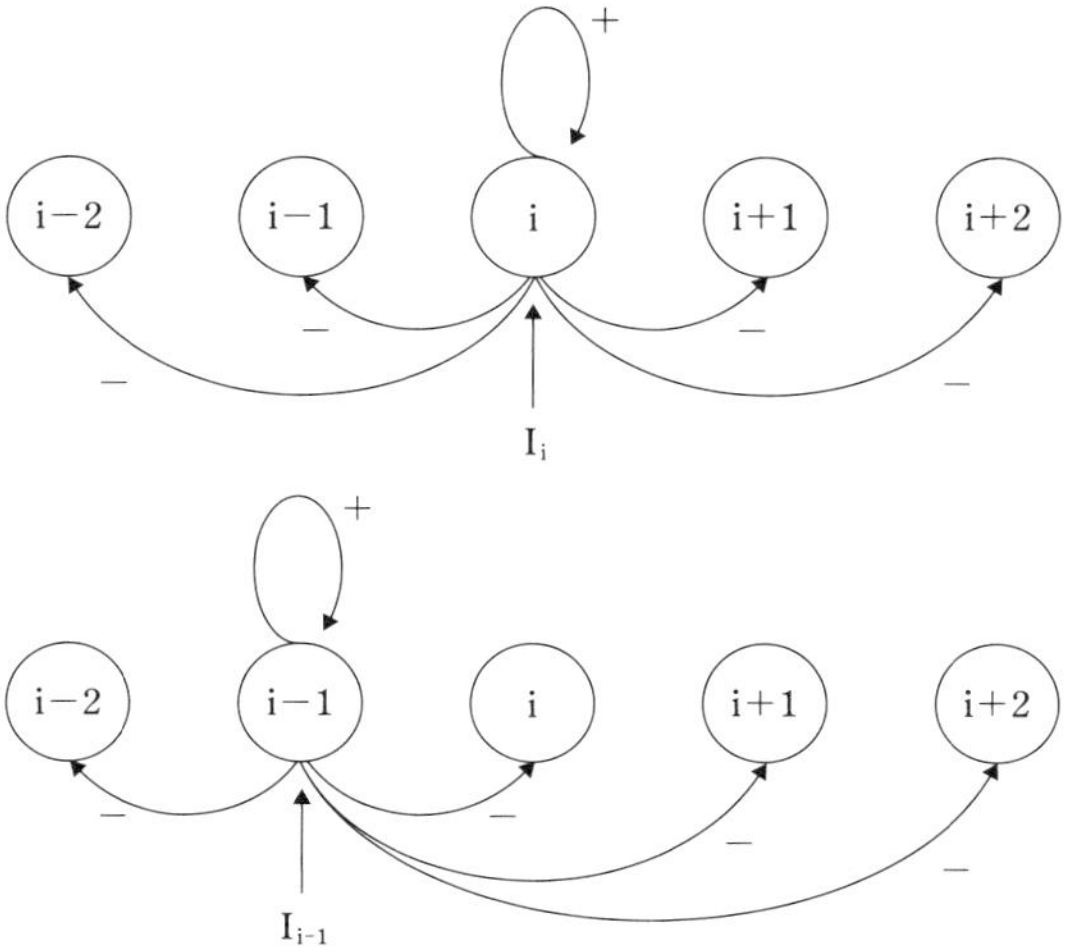

図Ⅱ－9　側抑制構造の神経回路

が、ここに示されているすべてのニューロンについて同じ構造が見られると考えてください。つまり図中のニューロンはすべて入力を受けると自分自身にはプラスのフィードバックを返し、周辺のニューロンには抑制信号を伝えるのです。

　このようなニューラルネットワークが機能すると、これらのニューロンの出力信号が入力I_1、I_2、……I_nの比率に等しくなるということが知られています。つまり入力信号の大きさそのものが変化しても、それぞれの入力の強さの比率がニューロンの出力に反映されるように正規化されるのです。ニューロンの出力はある範囲内に限定されているので、一定以上に大きい信号が来ると出力が最大値に達してしまい、それ以上強い信号が来ても最大値のまま変わることはありません。入力信号の正規化によって、こう

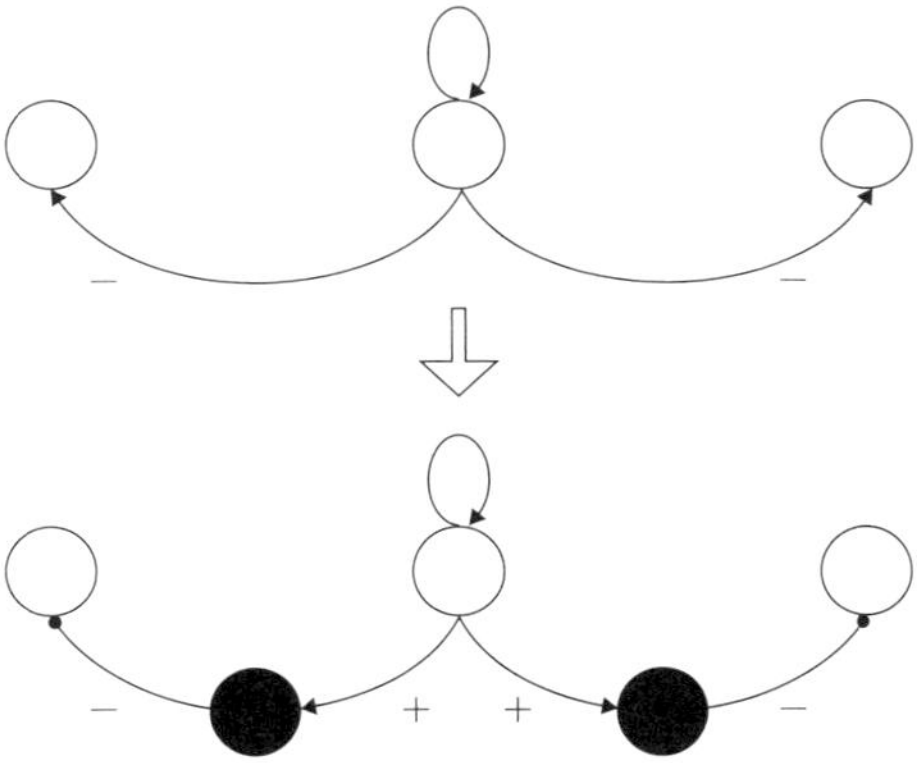

図Ⅱ－10　側抑制における抑制性ニューロン

した事態が解消されるのです。このような神経回路網の相互作用を「側抑制」と呼びます。

抑制性ニューロンの重要性

入力に対して自らにはプラスの信号、他のニューロンにはマイナスの信号を出すようにしておくと、入力信号の正規化がなされ、きちんとその入力の比率を表すようになる、というのが側抑制のメカニズムでした。このようにニューロン間の抑制性結合のはたらきによって、神経回路自体が飽和してしまうようなことが回避されるのです。

ところで、先に述べたように、ニューロンには興奮性ニューロンと抑制性ニューロンがあります。図Ⅱ－10上は、先ほどと同じく側抑制の構造です。この図はマイナスの信号を他のすべてのニューロンに送るように書かれていますが、これはわかりやすく簡略化されているためです。実際の構造は図Ⅱ－10下のようになっています。

まず入力を受けたニューロンがプラスの信号を抑制性ニューロンに送り、その抑制性ニューロンが他のニューロンに信号を送ることで側抑制の構造が形成されているのです。このような抑制性ニューロンを介在ニューロンと呼ぶことがあります。

このようなニューロンの抑制の強さをうまく調整することにより、入ってくる入力のうちの最大のものだけを検出するといったことも可能となります。また、側抑制構造の神経回路は小さなノイズを除去して比較的大きな信号のみを抽出することもできます。高次の認知機能を実現するためには、このような操作も重要であることが認知心理学などの研究からわかっています。

さて、このように抑制性の機能というのは非常に重要なのですが、それでは逆に抑制がうまくはたらかない場合にはどのようなことが起こるでしょうか。実は、正しく外界の信号を表現することができず、すべてが最大の出力になってしまう、というような病的な状態に陥ってしまうのです。

胎児の脳の発達

ＶＰＡ（バルプロ酸ナトリウム）という物質を投与することによって、抑制性ニューロンのはたらきを阻害することができます。そして抑制機能がはたらかなくなると、先ほど述べたような入力信号の正規化ができなくなり、結果として適切な信号を他の脳部位に送ることができなくなると考えられます。

以下ではこの現象について紹介していきます。より理解を深めるために、まず胎児の脳の発達について簡単に紹介します。

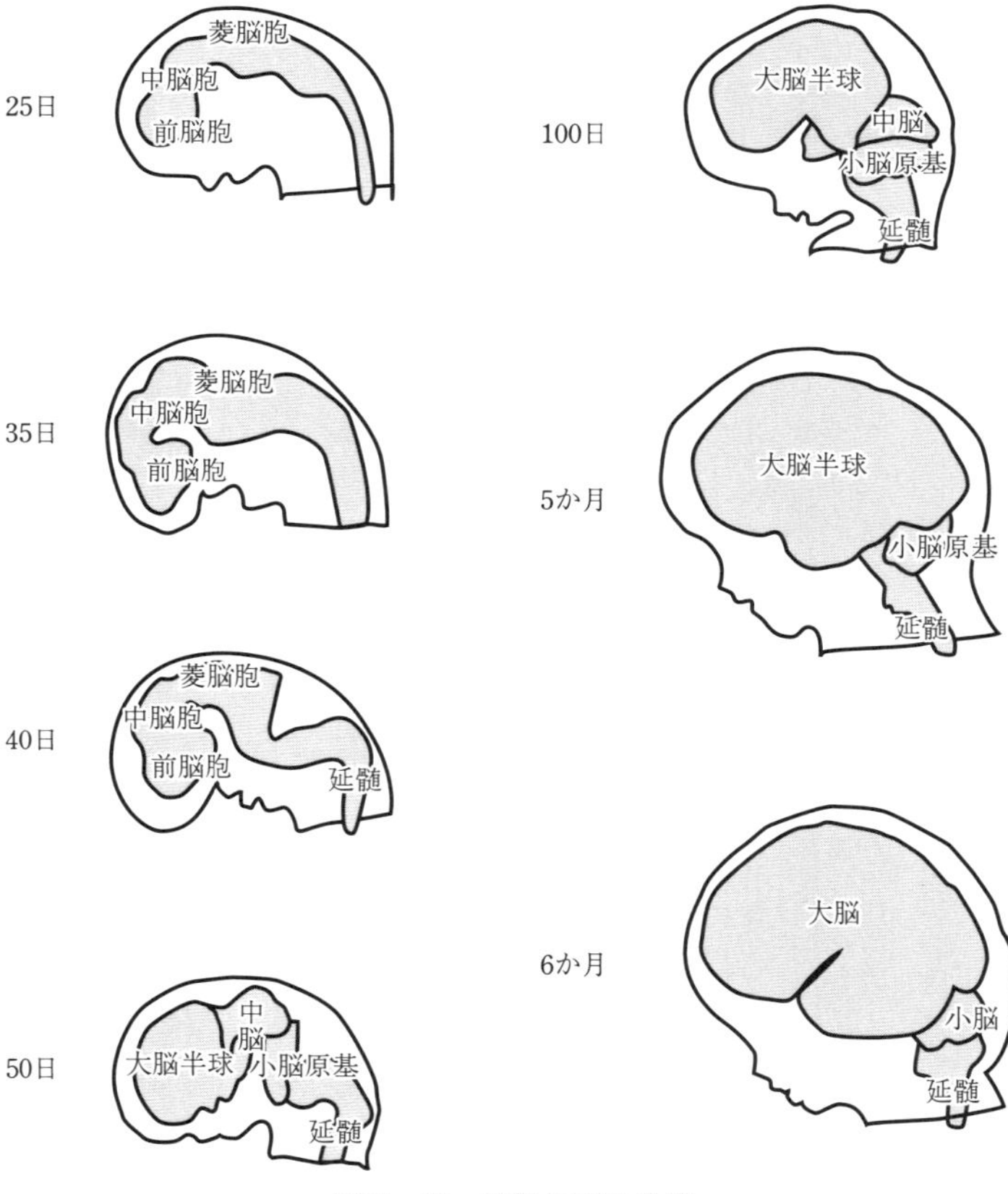

図Ⅱ－11　胎児の脳の発達
出典：NHK 取材班（1993）を改変。

胎児の脳の発達については第一章でも触れましたが、もう少し詳しく見てみましょう。受精後一週間で細胞の分化が始まり、外胚葉と呼ばれる部分と内胚葉と呼ばれる部分が構成されます。このうち神経系になるのは外胚葉の部分で、内胚葉は呼吸器官や消化器官などになります。外胚葉から形成された神経板は折れ曲がっていき、最終的には閉じて管、すなわち神経管（neural tube）になります。これが神経系の原型です。それから図Ⅱ‐11に示すように、受精後一か月でおよそ神経系が前脳胞、中脳胞、菱脳胞といった部分に分化し、その後、大脳半球、小脳、中脳および延髄へと成長していきます。

VPAの効果

神経管が閉じる時期にVPAを与えるだけで、自閉症のラット・モデルを作ることができるといわれています。VPAを暴露されたラットは、自閉症の主症状を呈するようになります。まず、社会的な相互作用が減少し反復行動が増加するという点です。さらに運動面では多動が生じます。一方、情動面では不安症を引き起こすようです。これはおそらく、VPA投与によって抑制のはたらきが弱まり、興奮対抑制の比が高くなるためと考えられています。

この事実の意味することは、脳幹形成期における障害が自閉症にとって重要だということです。すでに述べたように、脳幹からは多くの神経修飾物質が大脳皮質に伝えられます。そのはたらきがVPAの投与によって障害されることが、ラットが自閉症的症状を示す原因と考えられます。この考えに基づいてどのように自閉症スペクトルの多くの症状を説明できるのか、この問題については第四講で詳しく検討したいと思います。

ラットのみならず人間の場合でも、出生前にＶＰＡに暴露された集団では、自閉症の発症率が一般の集団より、およそ一〇倍から一〇〇倍高いといわれています。妊娠二〇日から二四日頃、つまり胎齢三週から四週頃にＶＰＡを投与することが自閉症の増加に繋がるのです。この時期は神経管が閉じる時期に相当します。さまざまな研究を総合すると、この時期にＶＰＡを投与した結果脳幹に損傷が生じ、それがもとで自閉症になるのではないかと考えられます。実際ＭＲＩなどによって自閉症で脳幹発育不全が見られること、および重篤な形態異常が存在することなどが報告されています。

扁桃体の異常

ＶＰＡを胎生三週目付近で投与すると、扁桃体の内部における抑制が著しく減少し、興奮対抑制の比の値が大きくなることが見出されました。しかし新皮質においては、興奮性に比例して抑制性が増加しており、興奮と抑制の不均衡は見出されなかったそうです。このような理由から、初期の興奮／抑制比（以後Ｅ／Ｉ比と呼びます）が大きく崩れるのは、扁桃体などの辺縁系といった特に抑制性ニューロンの多い領域に限られるのではないかと推測されます。そして、この知見は私の最近の自閉症の理論と一致するのです。この事実を踏まえると、自閉症の成立過程に関する興味深い発達過程が見えてきます。この点については第四講で詳しく述べることにしましょう。

画期的な生理技術の開発

さて、ここでオプトジェネティックス（光遺伝学）という画期的な方法を紹介したいと思います。これは二〇〇五年頃から生理学の分野で使用されるようになってきた技術です。この技術は本当にすばらしく、あるＭＩＴの脳科学者は「これは神経生理学者への神様からの贈り物だ」と評しているほどです。光遺伝学はスタンフォード大学の研究チームによって二〇〇五年に開発されたもので、その名の通り光と遺伝子操作を使う研究分野です。例えば、光に応答するタンパク質をコード化する遺伝子を特定のニューロンに導入します。そこへある波長の青い光を照射すると、そのニューロンを興奮させることができるのです。まさに、光遺伝学は光学と遺伝学を融合した神経生理学の革新的分野であるといえます。この技術は自閉症の関連研究にもすでに適用され、ある仮説が検証されました。その仮説というのは、ある領域の神経回路の興奮性と抑制性のバランスが自閉症には重要であり、このバランスが異常に高いと感覚過敏などさまざまな自閉症の症状が引き起こされるのだというものです。二〇一一年、イザーらは、光遺伝学の技術を用いて、ラットでその仮説を検証したのです（Yizhar et al. 2011）。

興奮対抑制のバランスの重要性

イザーらは、ラットを用いてある脳領域の興奮度と抑制度をコントロールする実験を行いました。これはオプトジェネティックスによる装置を用いることで可能となった実験のひとつです。ラットの前頭葉内側面の細胞に関して興奮性と抑制性のバランスを変化させた上で、そのラットが行動する様子を観察します（前頭葉内側面の位置については図Ⅰ

－43を参照してください）。その結果、前頭葉内側部の興奮性細胞の活動を強くすると社会的行動異常が生じました（そして、これは不安や運動障害に由来するものではありませんでした）。一方、抑制性細胞を活性化してE／I比を減少させると、社会的行動（他の個体がいる部屋を探索して同じ部屋に入ること）の障害が軽減されることを明らかにしました。

イザーらの実験では、一次視覚野でE／I比を高めても社会的行動における変化は見られませんでした。つまり、前頭葉内側面における抑制性細胞の活動を上げることが、行動回復の鍵となるのです。このことからも、先に述べたように神経回路網における抑制性の機能というのはきわめて重要であることがわかります。ここからは想像となりますが、抑制性ニューロンが適切にはたらくことにより、さまざまな機能が作られるのではないかと思われます。逆に抑制性ニューロンの活動が低下してしまえば、その複雑な情報処理機能がうまくはたらかなくなります。そして、例えば感覚過敏などもこのような機構によって説明できるのです。

第四講　視覚認識と感情を作る機構

視覚認識の脳内メカニズム

これまで長い間、「網膜への入力に始まる一連の処理がボトムアップ的になされ、認識に到達する」というのが視覚認識の脳内メカニズムであると考えられてきました。しかし最近になって、視覚認識が単なるボトムアップ処理であるという説は大きく書き換えられてきています。では、視覚認識の正しいメカニズムとはどんなものでしょうか。それを理解していただくために、まず視覚処理に関する重要な知見を紹介したいと思います。この知見は一九七〇年代から知られていたものです。しかし最近になって、これが物体認識や自閉症児の障害などを考える上でもきわめて重要であることが明らかになってきました。

二種類の視覚ニューロン

視覚刺激が網膜に提示された後、視覚情報を処理する神経経路は大きく二つに分けられます。ひとつは小細胞経路（P経路）と呼ばれるもので、形状の詳細や色といった情報処理にかかわります。小細胞経路では、比較的ゆっくりと信号が伝達されていきます。もう一方の経路は大細胞経路（M経路）といいます。大細胞経路は素早く信号を伝達し、色情報を処理しない一方で、ごく大まかな刺激の形態情報や、刺激の時間的変化、動きなどに敏感に反応します。網膜のみならず視覚皮質においても、かなり高次の領域に至るまで、これら二つの経路による情報処理が行われています。

小細胞経路と大細胞経路では情報伝達の時間に差があると述べましたが、ごく最近になって、この時間差に関する厳密な実験が行われるようになってきました。そうした実験により、例えば以下のような事実が明らかにされています。大細胞経路は信号伝達が早いので、図形が網膜に提示されると、まず大まかな情報が視覚野、ひいてはより上位の視覚中枢へと伝達されます。この大細胞経路からの信号は、再び低次の視覚野にフィードバックされることが明らかにされています（図Ⅱ-12）。そして、このフィードバック信号と同時に、低次の視覚野へ小細胞経路の情報が伝達されてきます。その結果、大細胞経路を通じた大局的な情報によって、小細胞経路を伝わってきた個々の詳細な形状情報が組織化（体制化）されるということがわかってきました。換言すれば、全体のゲシュタルト（大まかな構造）によって個々の情報が組織化されるという現象が神経的な情報処理のレベルで解明されつつあるのです。

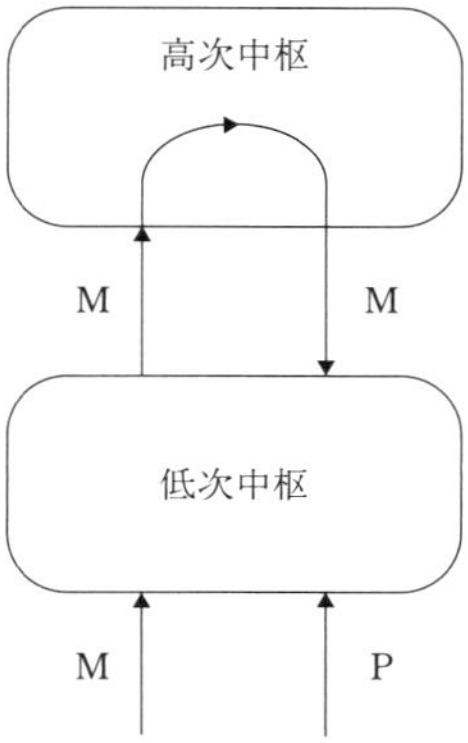

図Ⅱ-12　M経路によるトップダウン処理１

自閉症児が得意な課題

視覚認識における二つの経路に関して、ある重要な発見が発達心理学の分野で最近報告されています。それは、自閉症児は大細胞経路の感度がきわめて悪いということです。くり返しになりますが、大細胞経路は大局的な形態情報、動き、および時間変化といった情報を処理しています。そして小細胞経路で処理された個々の詳細な部分情報は、大細胞経路からのフィードバック情報によって組織化されます。つまり大細胞経路の感度が悪いのであれば、個々の情報が組織化されない傾向が強まるだろうと予測されます。

事実、自閉症児には「木を見て森を見ず」という状態がしばしば起こります。これは大細胞経路による情報の組織化がなされず、個々の情報をばらばらの絵のように見ているからに他ならないのです。だから自閉症児は、複雑な隠し絵や埋め込み図形を見つけ出すような課題はいとも簡単に解いてしまいます。逆に健常な人の場合、全体像がゲシュタルト的に組織化されてしまっているため、個々の部分だけを抽出して見ることは困難になるのです。

視覚認識の機構

視覚認識に関する古い見方では、網膜に入った情報は後頭葉、それから側頭葉という順で伝えられ、そこで物体の認識が行われると考えられてきました。これはまさしくボトムアップの図式です。しかしながら最近のイメージング研究によって、これが物体認識メカニズムのすべてではないということがわかってきました。大細胞経路の情報は、実のところ非常に早い段階で前頭葉の腹外側部、特に両側の眼窩前頭皮質とブローカ野付近に伝達されます。そして前頭葉は情報を受け取った後、トップダウンの信号を側頭葉へと返します。すると、そのトップダウン信号が側頭葉へ戻ると同時に、後頭葉から小細胞経路を伝わってくるボトムアップ的な信号も側頭葉に入力される、というスキームが明らかになってきたのです（図Ⅱ－13）。これは何を意味しているのでしょうか。

実は、前頭葉腹側部はいくつかの重要な機能を持っています。そのひとつは（サルの研究から明らかにされてきたことですが）、前頭葉の腹側部にはカテゴリ化機能が備わっているということです。もちろん、カテゴリ化機能は側頭葉にも明らかに備わっています。ここで、大細胞経路と小細胞経路の区別を思い出してみましょう。素早く伝達される大細胞経路は大局的な情報を処理するので、前頭葉ではまず大まかな分類が為されると考えられます。つまり、より低いレベルでのカテゴリの候補が選ばれるのです。その候補の信号が側頭葉に伝えられ、ボトムアップ的に送られてきた詳細情報と統合されることにより、候補がひとつに絞られるのです。

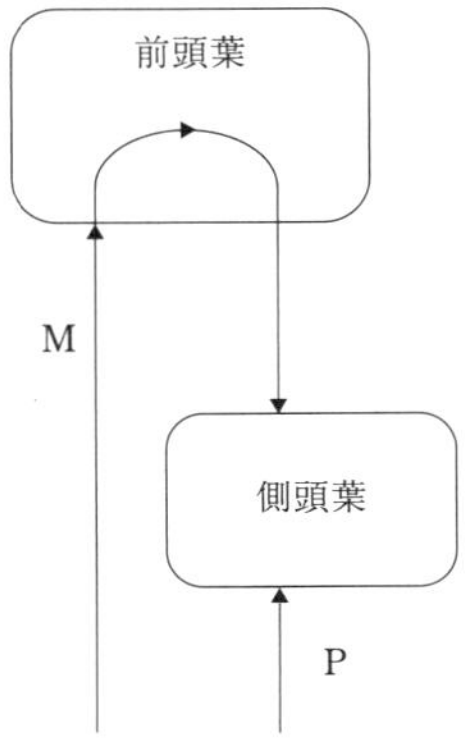

図Ⅱ－13　M経路によるトップダウン処理２

扁桃体が「感情のもと」を作る

すべての感覚情報は、視床というところを通って大脳皮質に伝えられます。これは視覚認識における大細胞経路、小細胞経路についても同様です。また大細胞経路と小細胞経路は、扁桃体という部位とも繋がっています。大細胞経路の方は、網膜から視床を経て扁桃体に到達します。この経路は、低解像度ながら素早く視覚入力を処理する機能を扁桃体に与えていると考えられます（LeDoux 1996）。一方、小細胞経路は視覚野を介して扁桃体に繋がっており、大細胞経路よりもゆっくりと信号を伝えます。この扁桃体という部位は、感情の機能に深く関係しているとともに、視覚の腹側経路におけるあらゆる段階の情報処理に対して影響を及ぼすことが知られています。強い感情が惹起されるような状況では、扁桃体の影響で情報が増強されたり、視覚的な注意が強められたりするのです。

扁桃体は、視床を介して視覚や聴覚などの情報を受け取るだけでなく、大脳皮質内で処理された情報や記憶を司る海馬からの情報も受け取っています。後者の信号は前者の皮質下からの信号に比べてより精緻な情報を含んでおり、時間的には遅れて入力されます。

環境に対する瞬間的、反射的な生体反応が生じるのは、視床を介した素早い入力に基づいて扁桃体がはたらくためです。足下をにょろにょろ動くものが見えると、瞬時にはっとして体が緊張するのはこのような仕組みによります（図Ⅱ-14）。そして反射的な反応が生じた後には、その刺激に対して意識的な注意が払われます。その後、皮質レベルで認知された高次の情報に基づいて報酬・成果・嫌悪などが環境適応的に判断され、先に生じた感情が修正されます。ところで、扁桃体は海馬から情報を受けるだけでなく、情動情報を含んだ信号を海馬に送っています。この信号は新皮質か

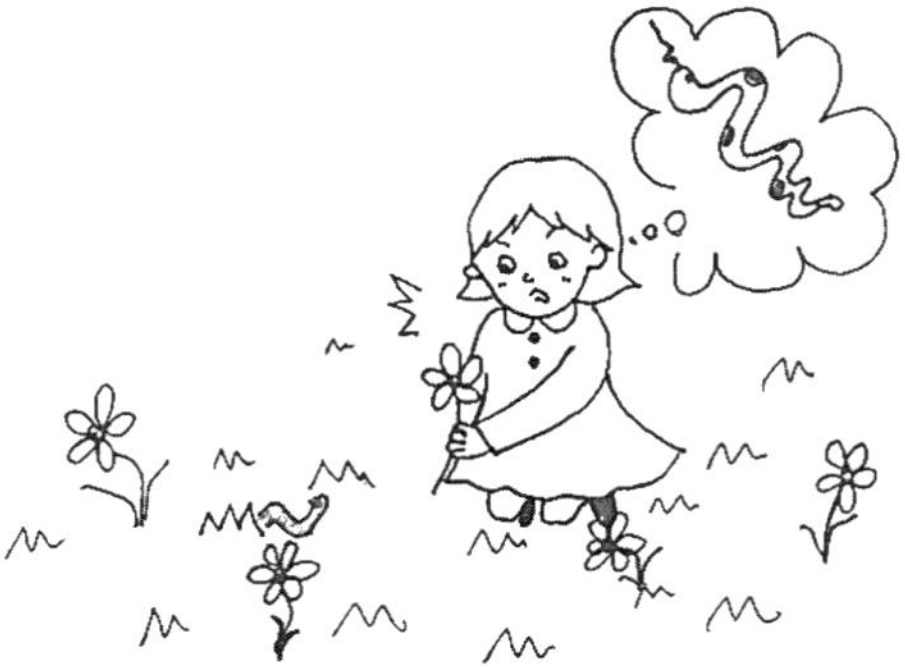

図Ⅱ－14　扁桃体のはたらきでひやっとする

らの情報より早く海馬に伝わるため、強い感情を誘発する対象はすぐに記憶されます。このように、扁桃体は海馬と相互に助け合ってはたらいているのです。

扁桃体の出力は視床下部の室傍核（ＰＶＮ）という場所に伝えられます。ＰＶＮは快および不快に対して各々専門にはたらく二種類の部位から構成されています。ＰＶＮがはたらくことによりホルモンや神経修飾物質が放出され、それに伴って発汗作用や心拍数などの変化を引き起こします。これにより、快・不快それぞれの感情に対応する特有の身体状態が作られるのです。

ここまでの流れをまとめると図Ⅱ－15のようになります。

感情を意思決定に使う

すでに述べたように、扁桃体は対象物や出来事の重要性を検知するはたらきをしています。一方、前頭葉の眼窩前頭皮質は扁桃体と相互に結合しており、扁桃体からの情報を使って行動を適切に調節するはたらきを持っています。扁桃体から眼窩前頭皮質への

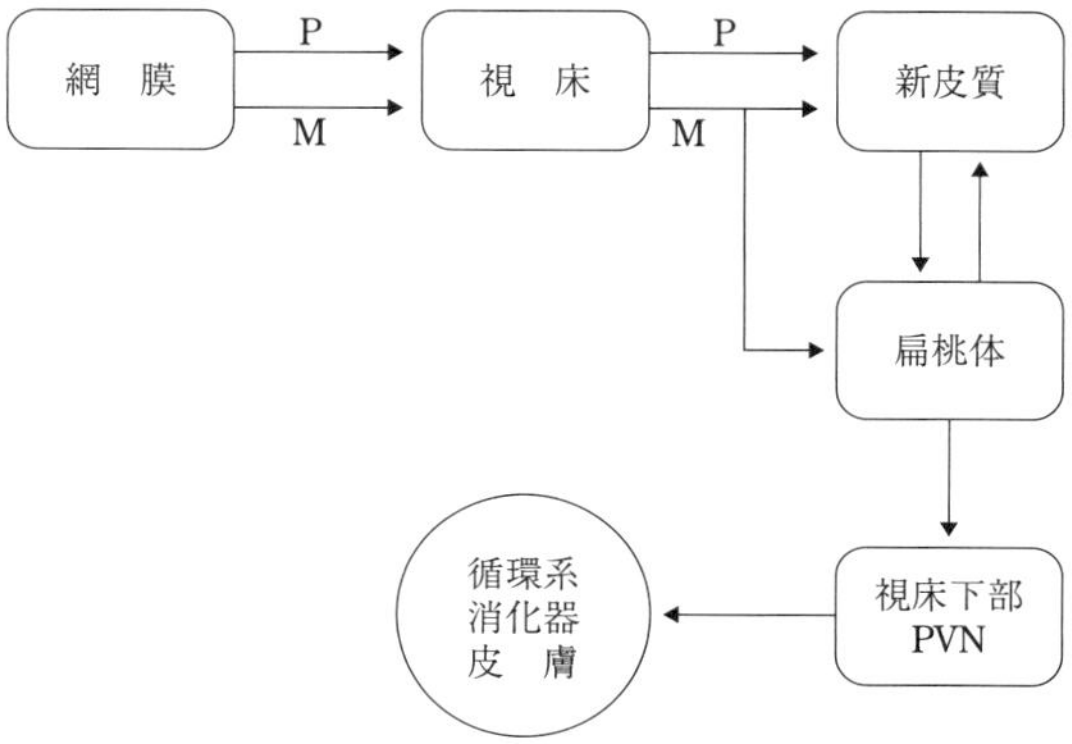

図Ⅱ－15　感情を作る仕組み

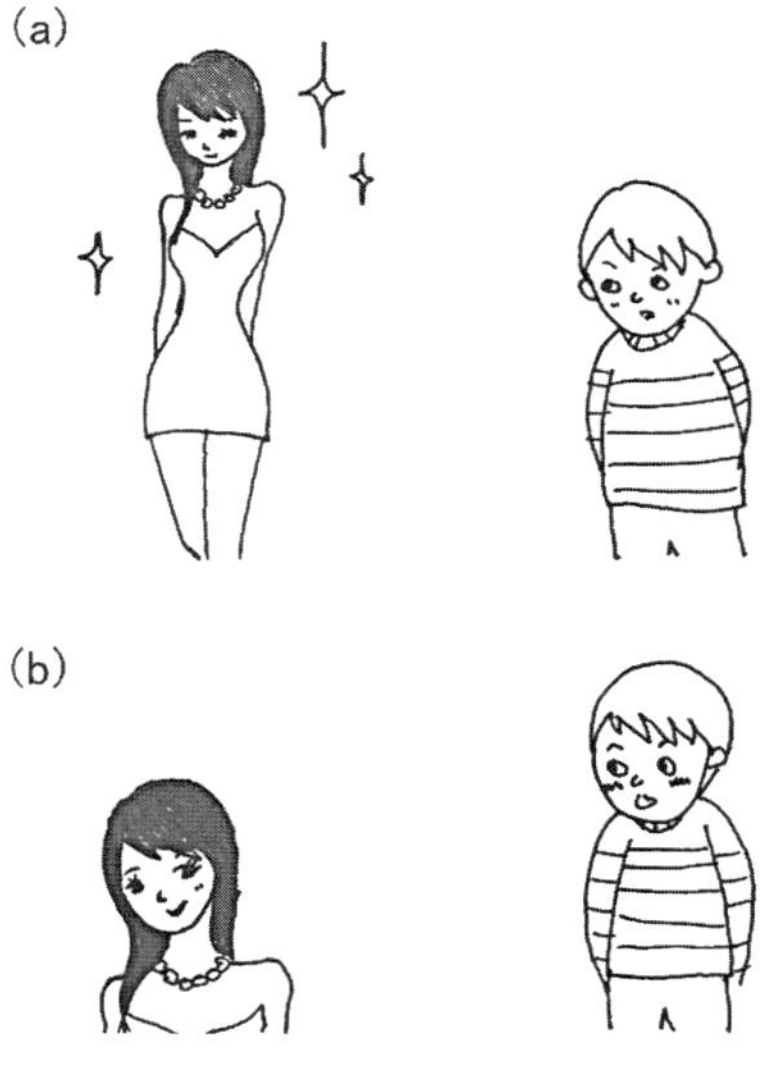

図Ⅱ－16　MOFCは報酬を期待する

情報は、大細胞経路を経てスピーディに伝えられます。実際、カワサキらはヒトの眼窩前頭皮質から単一ニューロン活動を記録し、感情カテゴリに関する情報を眼窩前頭皮質のニューロンが符号化していることを明らかにしました（Kawasaki et al. 2001）。これらのニューロンは極端に潜時が短く、最初の反応は刺激提示の約一二〇ミリ秒後に始まります。

特に眼窩前頭皮質の内側部をＭＯＦＣと呼びますが、ＭＯＦＣは報酬系の一部であり、報酬が期待される情報に対して反応します。例えば最近、ＭＯＦＣに関しておもしろいことがわかりました。ＭＯＦＣは、例えば美人を見ると活動し、しかもその美人がにっこり笑うとさらに強く活動するのです（図Ⅱ-16）。このことも、期待される報酬情報に対してＭＯＦＣが反応する証拠に他なりません。またＭＯＦＣは扁桃体から、刺激や出来事に対する感情価の情報を受け取ります。ＭＯＦＣはこれらの情報に基づき、行動に関するＧＯ信号を出しているのだと考えられます。つまり、ＭＯＦＣは適切な行為の生成に関係するのです。実は、自閉症においては扁桃体とＭＯＦＣに異常が見られます。社会的に報酬と考えられる信号に注意を向けたり、接近したりするという行為が自閉症で低下するのは、これが原因ではないかと思われます（このことは第五講でも述べます）。またＭＯＦＣには不安を消すという機能もあるため、この領域が障害されると不安障害にも繋がります。

眼窩前頭皮質の障害による不安障害

自閉症の主症状として、「対人相互反応の障害」「コミュニケーションの質的問題」「活動と興味の範囲の著しい限局性（常同運動を含む）」の三つ組の症状が知られていることはすでに述べたとおりです。

実はこれ以外に、不安障害も自閉症では広く見られることが知られています（Juranek et al. 2006）。実際、八割以上の自閉症児が不安障害だといわれます。自閉症の主症状、特に行動や興味の対象が著しく限局されるのは、この不安障害が原因であると主張する人もいます。そして、うつ症状の重さは、ＭＯＦＣの活動の強さと逆の相関があります。つまりＭＯＦＣのはたらきが弱まると、より重度の不安障害を示すようになるのです。

すでに述べたように、ＭＯＦＣと扁桃体の相互結合は行動調整に非常に重要です。自閉症では、このＭＯＦＣと扁桃体の両方に異常が見られるのみならず、両者の間の相互結合も弱くなっています（これについても第五講で詳しく述べます）。このため、自閉症では外界の出来事に対する感情的な色づけができなくなるのです。そして、このことは自閉症において感情が平坦になってしまうという傾向も説明できると思われます。扁桃体とＭＯＦＣの相互作用が障害されることで、感情調整の障害や不安障害などが引き起こされると考えられるのです。

第五講　自閉症の神経ネットワーク

私たちは like-me システムによって、他者の行為の意図を推測したり、他者に対して共感したりすることができるということを前に説明しました。この like-me システムを支えているのがミラーニューロンです。第四章でも説明したように、他者の動作を視覚的に捉えて分析しているのはＳＴＳ（上側頭溝）と呼ばれる脳の領域です。ＳＴＳからの信号は、頭頂葉の縁上回（下頭頂小葉の一部）という部分を経て、前頭葉の下前頭回というところに到達します。この縁上回と下前頭回は、どちらもミラーニューロンが存在するとされる領域です。そして下前頭回、縁上回およびＳＴＳは相互に結合しており、これらの相互連絡がミラーニューロンシステムを形成していると考えられています。

like-me システムと共感

第Ｉ部第四章および第四講で述べたように、下前頭回は扁桃体との間に直接的、および島を経た間接的な結合を持っています（扁桃体との直接結合は弱いといわれています）。また、ＳＴＳも扁桃体と結合しています。このように、ミラーニューロンシステムが感情を作り出す扁桃体と相互に作用す

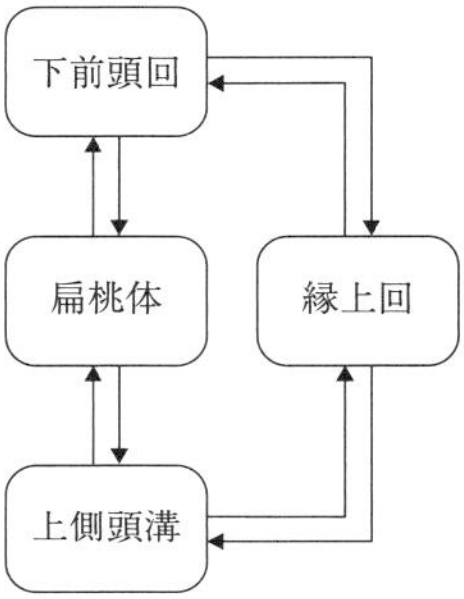

図Ⅱ－17　like-me システムの構成

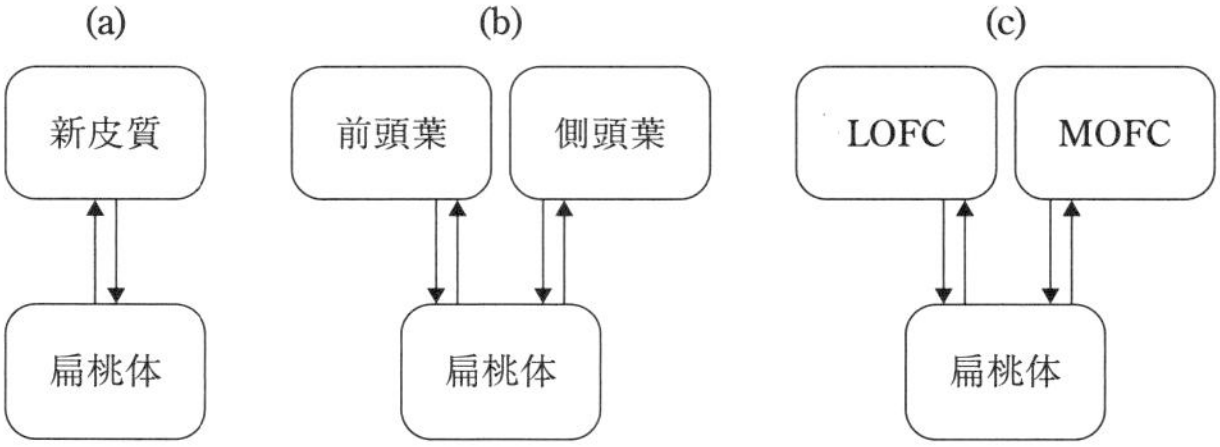

図Ⅱ－18　扁桃体と繋がるネットワーク

ることで共感が生ずるのでした。以上の話をまとめると図Ⅱ－17のようになります。

扁桃体ネットワーク

扁桃体は大脳新皮質の多くの領野と相互に結合していますが（図Ⅱ－18ａ）、特に前頭葉と側頭葉との間に多くの結合を持っていることが知られています（図Ⅱ－18ｂ）。アマラルとプライスによると、扁桃体と最も強く結合している前頭葉の領野は、ＬＯＦＣとＭＯＦＣです（Amaral and Price 1984）（図Ⅱ－18ｃ）。これらはそれぞれ眼窩前頭皮質の外側部、内側部にあたります。また、側頭葉には全体にわたって扁桃体の信号が伝えられているようです。

自閉症の like-me ネットワーク

グレーズらは機能的ＭＲＩ実験を行い、ジェスチャーを見ているときの扁桃体、下前頭回および運動前野の活動が自閉症では低下すると報告しています（Grèzes et al. 2009）。さらに健常者と比較して、自閉症では扁桃体からＳＴＳへの経路、および扁桃体から運動前野、下前頭回への経路における結合の低下または離断が見られました。また、運動前野からＳＴＳへのフィードバック経路も同様の障害を受けていました。別の研究では、自閉症において下前頭回の体積が減少することも発見されています。すでに述べたように下前頭回はミラーニューロンが存在する場所として知られており、他者の動作の模倣や意図理解などに関係します。したがってこの領域に構造的な異常があることは、非言語、言語双方のコミュニケーション機能に大きな影響を与えることはいうまでもありません。

脳内ネットワークの異常をキャッチする

自閉症の研究は近年とみに進んでおり、死後の脳を解剖することで細胞密度や灰白質の厚さが調べられたり、あるいは機能的ＭＲＩによって健常者と比較したときの各部位の活動の強さなどが検討されたりしています。またサルの脳を調べて領野間の軸索結合を推測するだけでなく、最近ではＭＲＩによる拡散テンソル画像法（diffusion tensor imaging：DTI）と呼ばれる手法を用いることで、人間の脳における軸索の走行も直接的に可視化することが可能となりました。これも最近の自閉症研究に大いに役立っています。

以上のようなさまざまな手法を駆使することで、自閉症はどのような点が障害されるのかということが明らかになってきています。これらの知見をもとにして、コミュニケーション障害とはどういうものなのかを、自閉症と健常者を対比的に見つつ考えてみましょう。

自閉症の神経ネットワーク

自閉症においては、扁桃体の細胞の大きさが縮小し、細胞密度の上昇が見られるとの報告があります。一方で別の研究では、サイズや密度ではなく細胞の数の減少が見られると報告しています。いずれにせよ、扁桃体において構造的な異常が見られるのは確かなようです。また自閉症の人の脳では、扁桃体だけでなく海馬でも細胞サイズの低下と細胞密度の上昇が認められています。海馬は記憶を司る部位です。発達初期に海馬が障害を受けると、言語学習や社会的技能の学習にも大きな影響を受け、重篤な乳児自閉症となって認知障害が起こることも知られています。一方、ＳＴＳや側頭頭頂接合部などは、それ自体に構造的な異常は認められません。しかし自閉症では健常者に比べてこれらの領域の活動が低下しており、機能的な異常が生じていると考えられます。自閉症の脳における解剖学的構造および機能の異常は表Ⅱ－１のようにまとめられます。構造異常とは、主として、㈠灰白質体積の減少、㈡細胞の縮小と密度の増加です。一方、機能異常を示す部位というのはイメージング研究で活動低下が認められた部位となります。また先ほど述べたように、自閉症では脳領域間の結合にも異常が見られます。

以上に挙げた自閉症の脳における異常をすべてまとめると、図Ⅱ－19のような神経ネットワーク

表Ⅱ－1　自閉症における構造異常と機能異常

自閉症	
海　馬	構造異常
扁桃体	構造異常
右側頭頭頂接合部	機能異常
上側頭溝	機能異常
眼窩前頭皮質内側部	構造異常
下前頭回	構造異常

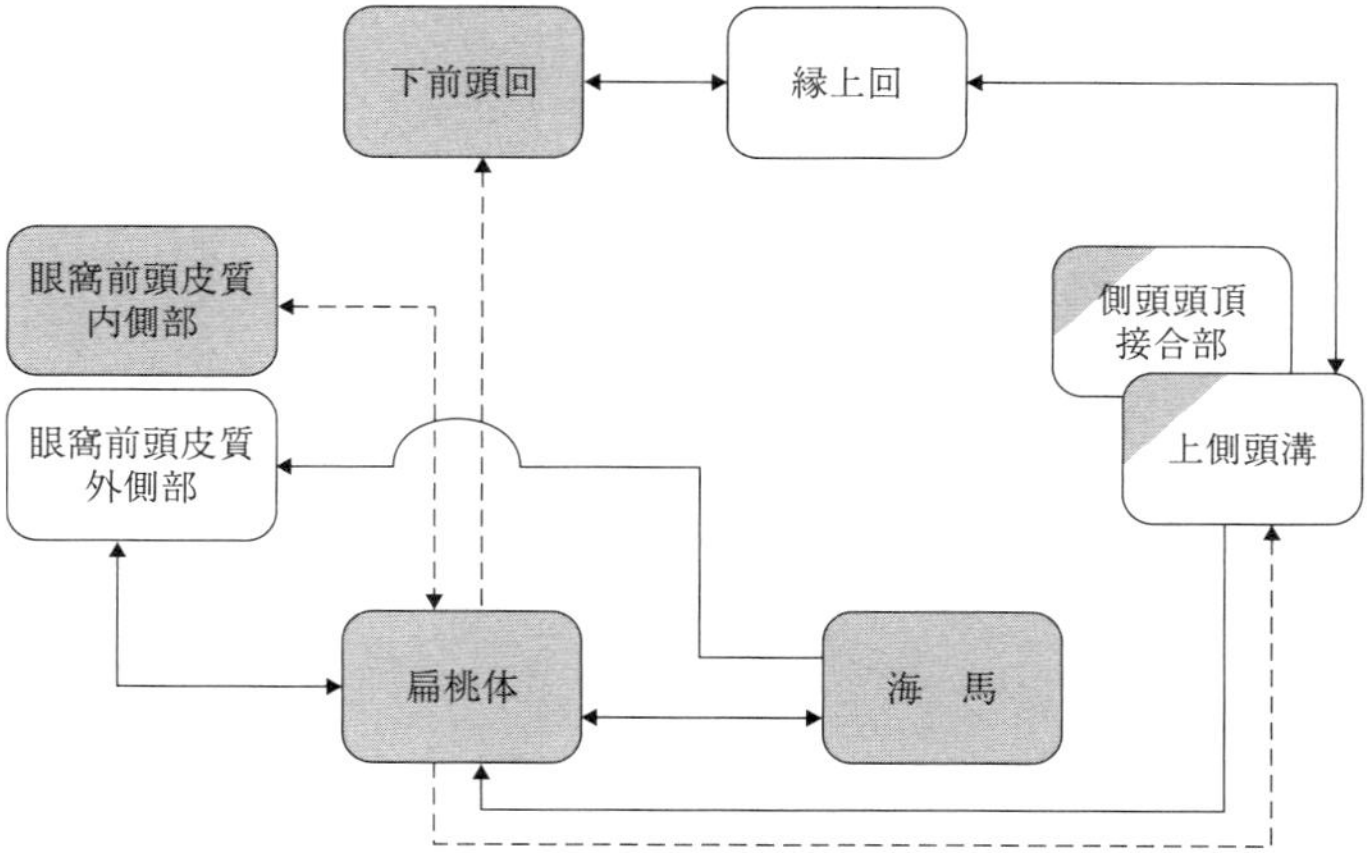

図Ⅱ－19　自閉症の神経ネットワーク

の姿が見えてきます。図では、灰色の部位が構造異常を、左上の灰色三角の部位が機能異常を表しています。また実線の矢印は正常な結合を、破線は減弱しているか存在しない異常な結合を表しています（図は多くの構造的・機能的結合異常に関する研究に従って描かれています）。図Ⅱ－17と比較することによりどのように like-me システムが障害を受けているかわかるでしょう。また扁桃体との結合については図Ⅱ－17と図Ⅱ－18を図Ⅱ－19と比較してください。

すでに述べたように、扁桃体が不安を生じさせる役割を持っているのに対し、MOFCの障害は不安感を消し去る機能の障害を引き起こします。そしてMOFCと扁桃体の間の結合が低下してしまうと、感情に基づくさまざまな出来事の特徴づけが障害され、自閉症で見られるように感情が平坦になり起伏がほとんど見られなくなるのだと考えられます。また、自閉症ではSTSに機能異常があり、さらにSTSと扁桃体の相互結合も低下するということから、おそらく表情や視線などの正確な動きの処理、および、そうした動きに付随する感情などを読み取るのが困難になるのだろうと考えられます。

最近カナらによって、自閉症で右側頭頭頂接合部（右TPJ）の機能異常が見られることがわかってきました（Kana et al. 2009）。同じ研究によれば、心の理論課題の成績と右TPJの活動には相関があるようです。心の理論課題の中でも、右TPJは特に他者視点に立つという機能と密接に関係していると考えられます（乾 2009）。ファン・オーバーウェールによれば、側頭頭頂接合部は知覚的なレベルにおいて他者の一時的な目標や意図を推論することにより強くかかわります（Van Overwalle 2009）。それに対してＭＯＦＣを含む前頭前皮質内側部（medial prefrontal cortex：mPFC）は、時系列情報の統合、ひいては長い経験に渡る社会的情報の統合に関係していると述べています。またＶＭＰＦＣやＤＭＰＦＣの活動低下も報告されています（第四章を参照してください）。

可塑性再訪

第一章で説明したように、適切な環境の下で生活しないと神経系が正常に発達しなくなります。一九七〇年代を中心に、さまざまな環境で飼育することによって、神経系がどのように変化するかということがネコやサルで調べられました。例えば、生まれてきてすぐに片眼を縫合したりゴーグルで遮蔽したりすると、遮蔽された目から入力される情報を処理する神経系に異常が見られるようになります。具体的には、神経細胞の数やサイズの減少、あるいは神経細胞の密度の増加といった現象が報告されています。こうした現象に関しては、第一章および第Ｉ部総括で述べたＢＣＭ理論によって、すべてとはいわないまでもかなりの部分が説明できます。また、最近はＭＲＩ装置など脳の構造や活動の可視化の技術が進み、人においてもこのような可塑的変化が調べられるようになってきました。こうした研究によると、適切な入力の欠如に伴う神経系の不使用によって灰白質の体積減少が生じます。例えば弱視のような視覚発達障害はヒトの視覚皮質の構造に影響を及ぼすのです。先天性の障害だけでなく、緑内障や黄斑部変性のような後天的に生じた眼疾患によっても視覚皮質の灰白質体積に減少が見られるという報告もあります。

さて、自閉症における前掲図Ⅱ－19のような神経回路の異常はどのようなメカニズムで生じるのでしょうか。胎児期においてＶＰＡ（バルプロ酸ナトリウム）に暴露されると脳幹の発達が異常を来し、自閉症になる割合が非常に高まります。そして胎児期初期にこうした脳幹異常が起こると、特に扁桃体における抑制性ニューロンの活動の低下に繋がるのです。

以上のような知見を総合すると、図Ⅱ－19に示した自閉症の神経ネットワークは次のような仕組みで形成されるのではないかと考えられます。まず、基本的に扁桃体や海馬のような早く発達する部位に異常が起こります。すると、それらの領域と強く結合している脳部位にも適切な入力が与えられないことになり、結果として構造異常や機能異常を来すのです（Inui 2013）。適切な入力が来ないと神経細胞の数やサイズの減少、あるいは神経細胞の密度の増加などが生じるからです。

病因を考えよう

また、発達過程において扁桃体や海馬がどの程度障害を受けるか、およびどの部分が特に強く障害を受けるかというのは同じ自閉症であっても人によってまちまちであり、おそらくはそのためにさまざまなタイプの自閉症（すなわち自閉症スペクトル）が現れるのではないか、と私は考えています。この仮説に対する確たる証拠はまだありませんが、扁桃体や海馬がどの程度障害されるかによって自閉症における重度が異なり、特に大きい場合には重篤な自閉症となって精神発達遅滞や学習障害が起こると考えている人もいます。

第六講　身体的自己と気質

身体的自己、時間知覚と島

適切な社会的相互作用において必要なものは、第一に自己を内省する能力、第二に自己が行った行為や発話が相手に対してどのように影響を及ぼすかを知覚する能力であるといわれています。すなわち社会的相互作用には自己の知覚が非常に重要なのです。

身体的自己の知覚には、前島（ＡＩＣ）が中心的な役割を果たしています。身体的自己を知覚する上で内受容感覚や自己受容感覚といった情報は非常に重要ですが、ＡＩＣはこれらの感覚にも深く関わっています。また、ＡＩＣや前帯状皮質にはフォン・エコノモ・ニューロンと呼ばれる特殊なニューロンがあり、大きな樹状突起を持つため、処理された情報を遠くの部位へすばやく伝える役割があると考えられています。またバソプレシン、ドーパミン、セロトニンの受容体を持つことも知られています。このニューロンがあるＡＩＣや前帯状皮質は痛みの経験、共感、困惑、欺きなどを感じるときに活動し、その強さは状況の不確実さに依存するとも報告されています。このことからフォン・エコノモ・ニューロンは、不確定な状況でもすばやく評価・判断する直感的な処理や、情動的自己知覚を作り上げているという可能性も指摘されています。ＡＩＣは身体のさまざまな情動に関連した主観的感情によって活性化され、さらには自己意識などにも関連しているのです。

ＡＩＣという領域は左右の大脳半球で機能に差が見られます。例えば、信頼できる人の顔を見ているときは左ＡＩＣが活性化するのに対し、信頼できない人の顔を見ているときには右ＡＩＣが活性化するとの報告もあります。そして一般的に、うれしい、心地よいなどのプラスの感情は左ＡＩＣに関連し、逆に怒り、悲しいなどのマイナスの感情は右ＡＩＣに関連するといわれているのです。後者のような状態では交感神経が強くはたらくと思われます。そうした状態で自己意識が高まると、右ＡＩＣにおいて体全体で感じる情動的瞬間が急速に蓄積されていきます。すると、結果として主観的な時間が拡張され、（客観的）時間が止まっているかのように感じられるようになります。一方、リラックスした状態で自己意識が高まれば、副交感神経の緊張が心拍の変動を増大し、おそらく肯定的な感情が生じて左ＡＩＣがはたらきます。こうした状態では交感神経のはたらきは低下し、左側と右側の両方のＡＩＣにおいて情動的瞬間がゆっくりと蓄積されます。そのため、リラックスした状態では（客観的）時間が早く過ぎていくように感じるのです。

島を中心とした結合

図Ⅰ‐42に示したように、下前頭回（ＩＦＧ）と辺縁系はＡＩＣを経由して繋がっています。ＩＦＧにはミラーニューロンがあって他者の行為の認識を行っていますが、これがＡＩＣを通じて辺縁系と連絡することにより、行為に伴う情動的な情

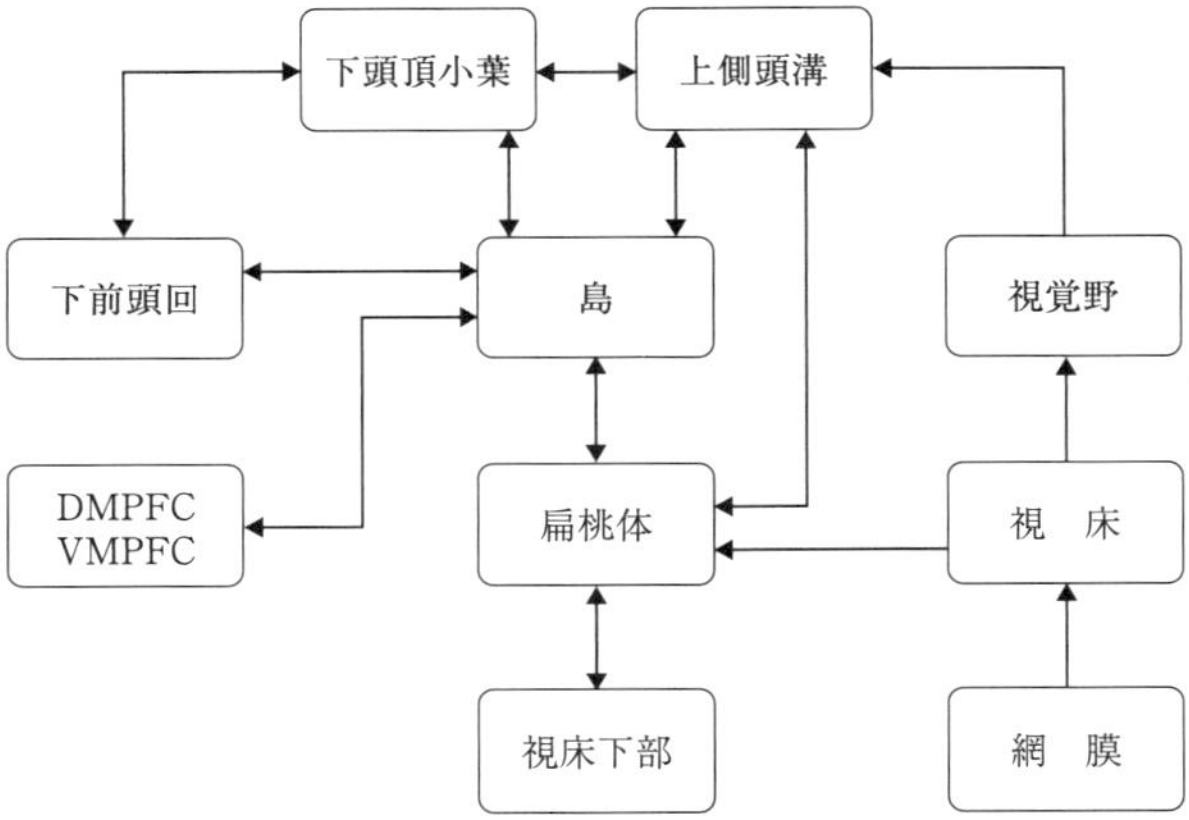

図Ⅱ－20　島を中心とした結合

報を生成することが可能となっているのです。わかりやすく言い換えると、ＩＦＧからＡＩＣ、扁桃体などへのトップダウン的信号が、情動的共感を生じさせるのだと考えられます。一方、同じくこの図に描かれている視床は、視覚・聴覚・体性感覚などの感覚入力を大脳皮質へ中継する役割を担っています。また視床下部には、自律神経（交感神経と副交感神経）からの情報が伝達されます。自律神経とは、意思とは無関係にはたらき血管や内臓などを調節する神経のことです。この図に示されているように、島はさまざまな部位から生理的な信号を受け取り、身体の状態や情動に関する情報を統合しています。そして、島がこれらの情報を統合し、モニタリングすることそのものが、感情を生みだすのではないかといわれています（図Ⅱ－20参照。図Ⅱ－15と図Ⅱ－19もあわせて参照してください）。

ここで少し話を変えて、気質について述べたいと思います。気質というのは感情と深く関係する言葉で、いうなれば感情に対する閾値のようなものを意味します。そして気質というものは、ある人が発達初期から持つ個性なのです。こうした個性（あるいは気質）の形成には環境要因より遺伝的要因の影響が強いと考えられ、事実ヒトは新生児の段階から明らかに固有の気質を備えています。例えば、同じ対象に対しても非常に怖がる子どもと、それほど怖がらない子どもがいます。また、多くの子どもは怒りの対象が消え去るとすぐにおとなしくなるのに、別の子どもはいつまでも怒っている、といった例もあります。このように私たちが子どもに対して感じる個人差が気質と考えても良いでしょう。

新生児の気質

新生児の気質の評価は主に養育者に対する質問紙によるのですが、これには育てにくさ（difficultness）、苛立ちやすさ（易興奮性、irritability）、活動性（reactivity）、反応の強さ（responsivity）などさまざまな観点が盛り込まれています。この中で特に苛立ちやすさの項目は、少なくとも生後三か月から九か月の間は変化が少なく安定しているといわれています。

また否定的（マイナスの）気質という概念に基づいて考案された、ベイツのＩＣＱ（乳児特性質問紙）という指標もあります（Bates et al. 1979）。そこでは、気質は以下に挙げる四つの因子、すなわち、否定的情緒、過度の警戒、強い固執、遊びにおける困難さから構成されます。否定的情緒については、「ぐずったり、いらいらした行動をとりますか？」「どの程度すぐに動揺・混乱しますか？」

「気分はどの程度変わりやすいですか?」「お子さんを育てる上での難しさはどのくらいですか?」などの質問項目があります。一方、過度の警戒に関する質問項目は、「どのように初対面の人に反応しますか?」「どのように新しい場面に反応しますか?」「どのくらい上手に新しい経験（食事・人・場所）に適応しますか?」といったものです。強い固執では、「やめなさいと言っているにもかかわらず遊びを続けますか?」などの項目があります。最後に、遊びにおける困難さでは、「どのくらい笑顔を見せ嬉しそうな声を出しますか?」「人と遊び・話をしているときにどれくらい楽しそうにしますか?」「一人で上手に遊びますか?」などの項目があります（中島・辻井 2010）。

気質と関連する脳機構

前述のような気質がどのように生まれるのかは不明な点が多いですが、一部の気質に関してはわかっていることもあります。例えば苛立ちやすさについてです。私たちの脳には恐怖や不安を感じたときに分泌されるエピネフリンという脳内物質があります。そしてドーパミンをこのエピネフリンに変換するドーパミンβ-モノオキシゲナーゼという触媒酵素があるのですが、この濃度の高さによって、生後五か月以降一歳までの苛立ちやすさを予測できるという報告があります。

このように、不安などを感じる脳のメカニズムは気質とも深く関係していると思われます。ネガティブな対象物によって不安状態が引き起こされることには、側頭極（TP）の活動が関係します。実際、TPを刺激すると行動が抑制されてしまいます。またTPの脳損傷によって、通常では怖いと感じる刺激に対してもその恐れの表出が低下することも知られています。さらに、ＴＰやＭＯＦＣのような領域は、興味のある刺激（接近行動を促進する刺激）に対しても重要です。このような刺激についての情報は、扁桃体とＴＰを通じてＯＦＣ（眼窩前頭皮質）に伝達されます。また、以前にくり返し経験があった類似の刺激の情報は、海馬などの記憶システムから情報が伝達されることもあります（前掲図Ⅱ－19参照）。

気質を決める神経修飾物質

成人の人格や気質の基礎をなしている神経機構に関しても最近徐々に明らかにされつつあります。精神医学者クロニンジャーによると、気質因子には行動の㈠触発、㈡抑制、㈢維持、㈣固着にかかわるものがあり、それぞれ、㈠新規性追求、㈡損害回避、㈢報酬依存、㈣固執と呼ばれています（Cloninger 1997）。損害回避は危険なものには近づくまいとする因子で、これが高い人は心配性で悲観的な人、低い人はリスクを好み楽観的な人といえます。報酬依存が高い人は共感的で情緒的かつ感傷的であり、低い人は孤立的で冷静です。これらの因子の中でも、新規性追求、損害回避、報酬依存の因子は、それぞれドーパミン、セロトニン、そしてノルアドレナリン（ノルエピネフリンとも呼ばれる）という神経修飾物質と関係づけられると考えられています。そこでこれらの三つの因子だけを取り上げて三因子モデルと呼ぶこともあります。

気質を決める遺伝子と神経回路

セロトニンやノルアドレナリンの分解酵素としてモノアミン酸化酵素Ａ（ＭＡＯＡ）という脳内物質があります。このＭＡＯＡが発現する割合は遺伝子のある部分によって制御されるのですが、この部分には個人間でのバリエーションがあります。つまり、遺伝的にMAOAの濃度の高い人と低い人がいるのです。この遺伝子と脳活動の関係性を検討した研究によると、MAOAは腹内側前頭前野（VMPFC）と扁桃体の機能的結合を弱めるはたらきがあるようなのです。そして、この機能的結合が強いほど、損害回避のスコアが高くなり、報酬依存のスコアが低くなることも明らかにされました。つまり、MAOAの濃度が低い人ほどVMPFCと扁桃体の機能的結合が強く、心配性で悲観的であり、かつ冷静な人ということになります。この研究はさらに機能的結合に関して詳しく検討しており、VMPFCが前帯状皮質に影響することで間接的に扁桃体を調整しているということもわかりました。つまりこれらのネットワークこそが、人格の二つの因子（損害回避と報酬依存）に大きな影響を与えるものだと考えられます。また、扁桃体とVMPFCの結合の強さは不安障害についても決定的な役割を持っているようです。一方、自閉症においては、扁桃体から背内側前頭前野（DMPFC）への結合が非常に弱く、それによって他者の立場で物事を考えることが難しくなるということも明らかにされています（前掲図Ⅱ-20参照）。

親和性や愛着を高める要因

これまで神経生物学的な研究から、社会的コミュニケーションや社会的絆（ふれあい）などに関する行動の調整にはオキシトシン、およびアルギニン・バソプレシン（AVP）と呼ばれる脳内物質が関連することが明らかにされてきました。バソプレシンは社会的記憶の形成に、オキシトシンは新しい記憶の保持に重要であるともいわれ、どちらも前掲図Ⅱ－15に書かれている視床下部の室傍核（PVN）で生産されます。

オキシトシンの血中濃度と社会的なコミュニケーション能力とは高い相関があります。また、オキシトシンは健常な小児では年齢とともに増加しますが、自閉症児ではそもそもオキシトシンの濃度が低く、年齢とともに増加する傾向も見られません。さらに、自閉症の成人にオキシトシンを投与することによって反復行動の低下が見られるとの報告もあります。こうしたことから、どうやら自閉症においてはオキシトシンの処理過程に異常があるようなのです。これに対してAVPには、親和や愛着などを上昇させるはたらきがあることが知られています。AVPの作動率を制御する遺伝子があり、この遺伝子の変動によって、社会行動における個人差が説明できる可能性があります。そして自閉症で見られるのは、こうした個人差の極端な例ではないかと考えられるのです。

発達障害研究の現在——第Ⅱ部総括

第Ⅱ部では、発達障害の中でも自閉症に焦点をしぼり、その発達メカニズムについて考えてきました。最初に述べたように、自閉症には

(一)対人相互反応における質的な障害
(二)コミュニケーション機能の障害
(三)行動・興味および活動が限定され反復的で常同的

という三つの診断基準があります。第Ⅱ部では自閉症の原因となるもの、すなわち、病因は何かということに焦点を合わせて考えてきました。また、自閉症では行動面や発達面で大きな個人差が見られます。これは自閉症スペクトルという言葉があることからもおわかりでしょう。自閉症の発達メカニズムを明らかにするには、そうした大きな個人差が現れるのはなぜかということも説明しないといけません。

例えば、自閉症児の中には言語機能を正常に発達させる子どもとそうでない子どもがいます。知

的レベルが高い子どももいれば，低い子どももいます。反復行動や強迫行動といった特徴や，社会性の能力に関しても個人によって違いがあるのです。こうした個人差が生じてくる理由も，最終的にはきちんと説明できなければなりません。遺伝学の言葉では，生体が示す形態的な特徴や行動的な特徴を表現型といいます。つまり今挙げた問題を言い換えると，自閉症の表現型の多様性を説明しないといけないのです。この点については第五講で筆者らの考えを述べました。

また自閉症には，前述の診断基準だけではカバーできない特徴もありました。例えば，自閉症の多くが睡眠障害であるという事実です。もちろん睡眠障害と自閉症が別物であるのは明らかで，睡眠障害だからといって自閉症であるわけではありません。しかしこのような事実は，睡眠，特にレム睡眠の本来持つ機能と自閉症との間に密接な関連があることを示しています。第Ⅱ部ではレム睡眠の機能（何のためにレム睡眠があるのかという問題）とある種の脳内物質の濃度の関係について紹介し，脳内物質の濃度変化と常同性や随伴性との関係について考察しました。

つづいて感覚過敏とその脳内メカニズムについて紹介し，それが単に感覚過敏だけではなく，脳内での情報統合や高次認知機能（例えば言語理解など）とも広く関連していることを強調しました。次に，胎児の脳の発達とその異常と関連させて，このメカニズムを説明しました。特に発達時期の早い扁桃体などの辺縁系において何らかの理由で異常が起こると，それによって広い意味での感覚過敏，もっと正確にいえば，E／I比をうまく制御する機能の発達に障害が見られるということがわかりました。この扁桃体という部分は感情の元を作るところでした。これを含む脳内の特殊なネットワークによって、他者への情動的共感が生まれます。このような重要な部位が障害されることにより、自閉症では対人相互反応の障害やコミュニケーション障害といった質的な問題が生ずるのです。

最後に、自閉症の脳内ネットワークについてまとめました。自閉症ではまず発達初期において辺縁系に異常が起こり、このため適切な信号が辺縁系に結びついている脳部位に送られなくなります。その結果として、適切に信号が伝達されなかった脳部位の神経ネットワークの発達に障害が生じるという私の考えを紹介しました。これは一九七〇年代に研究された視覚剥奪実験と全く同じメカニズムであると私は考えています。

現時点で明らかにされてきた事実を総合すると、このような自閉症の発達障害の仕組みがわかります。近い将来、もっと詳しいメカニズムが明らかになるはずです。本書に書かれたことが少しでも読者の皆さんの自閉症の理解に繋がれば幸いです。

あとがき

私が初めて脳に興味を持ったのは高校時代のことで、父親の書斎にあったノーバート・ウィーナーの著書『サイバネティックス――動物と機械における制御と通信』（一九六二年、岩波書店）を読んだことがきっかけです。この本は神経系や脳に関して、今でいうシステム的な理解をしようとするアプローチをとっていました。書かれていることはほとんど理解できませんでしたが、とても強いインパクトを受けたのを覚えています。また大学に入ってから、ルートヴィヒ・フォン・ベルタランフィの『人間とロボット――現代世界での心理学』（一九七一年、みすず書房）を読んだことも、少なからず私の研究に影響しました。これは新しい人間像、新しい自然哲学を目指そうとした力作で、特に人間の主体性、能動性を一般システム理論から考えようとするものでした。

大学では、生物工学（biophysical engineering）を専攻し、生物計測学講座を率いておられた鈴木良次教授の下で学びました。大学院では、脳のはたらきの中で当時最も理解が進んでいた視覚神経系の研究に従事しました。ちょうどその頃（正確には一九七〇年頃）は、動物心理物理学（animal psychophysics）や乳児心理物理学（infant psychophysics）と呼ばれる研究が勃興してきた時期です。これは、動物や乳児といった言葉によるコミュニケーションができない対象の脳、特に視覚系の特性を正確に捉えようとする研究です。例えば、この時期には次のような事実が明らかにされました。生まれたばかりの動物の子どもを適切な視覚環境から切り離してしまうと、視覚系に異常を来すようになります。これは、いわゆる脳の可塑性や臨界期といった発達的な特性を行動の変化で示した初めての研究でした。このような背景の下、私は神経眼科の医師とともに初めは弱視眼の視覚特性を、後には健常な成人の視知覚および視覚認知を研究していました。

時を経て一九九七年、私は国際高等研究所において、言語の脳科学委員会を主催することになりました。この委員会では四年間にわたり、言語理解や言語生成に関する脳内メカニズム、そして言語発達について検討と議論を重ねました。この経験を通じて個人的にも言語発達への興味が大いに膨らんでいったのですが、そのさなか、イギリスの発達科学者アネット・カーミロフ－スミスから当時執筆中だった本の原稿の一部が送られてくるという出来事がありました。この原稿は、まさに認知の発達に関するもので、大変エキサイティングな内容にあふれていました。そこで私はさっそく、慶應義塾大学の今井むつみ先生、大阪学院大学の山下博志先生とともに翻訳して、日本でも出版することに決めました。『認知発達と生得性――心はどこから来るのか』（一九九八年、共立出版）という本がそれです。この本は六人の著名な発達心理学者や計算理論の研究者による共著なのですが、章ごとの分担執筆ではなく、すべての内容を六人で議論しながら書き進めたといいます。そのおかげでこれほどまでに魅力ある一冊ができたのでしょう。また同年、ある心理学の会合で「心とは何か」というお話をする機会が与えられました。私はその頃、心は、㈠他者の行動の予測、㈡自己がおかれた状況の的確な判断と今後の展開の予測、㈢自己の適切な行動選択の三つの主要な目的を果たすためにある、という考えを抱きました。そして、これらの目的を果たすためには、心は少なくとも以下に示す三つの機能を持っていなければなりません。すなわち、㈠対象の自己中心的モデルを構成することができる、㈡対象の行動・動きを予測できる、㈢そのモデルに基づきメンタルシミュレーションを行うことができるということが必要で、私はこれらを「心の必要条件」と名付けました。自己中心的モデルというのは、自己がある対象に何らかの行動を起こしたとき、その対象がどのように反応するかを予測するモデルです。おわかりのように、一九九七年に発表したこの考えは、今も子どもの認知発達を考えるときの基盤となっており、本書で述べた多くの事項は心の必要条件の具体例として捉えることができます。さらに同じ頃、柿崎祐一先生が訳されたウェルナーとカプランの『シンボルの形成——言葉と表現への有機—発達論的アプローチ』(一九七四年、ミネルヴァ書房)を読む機会にも恵まれ、認知発達に関心を一層強く持つようになりました。私が言語や発達といった分野についても研究するようになったのは、こうした一連の出来事が契機となっています。

しかし、言語を脳機能から研究しようとすると、動物を対象にはできません。それでも私たちのグループで言語機能に関する脳科学的研究を進められたのは、一九九五年頃から京都大学で機能的ＭＲＩを使って健康な人の脳活動を計測できるようになったことが大きかったといえます。数年後、こうした研究の成果に基づいて私は、言語獲得に関する基本的な仮説を提案しました。さらにその後、ＣＮＲＳ（フランス）のピーター・ドミニー先生と共同研究を開始し、現在もこれらの仮説の検証を進めているところです。

前述した機能的ＭＲＩの発明を端緒として、一九九〇年頃より勃興した認知神経科学の発展には目を見張るものがあります。その中でも特に最近注目されているのが社会認知神経科学と発達認知神経科学です。これまでにも、神経回路の発達過程、あるいは発達障害についての神経解剖学的な研究はなされてきました。しかしながら、行動レベルでの発達と脳機能を結びつけ、行動や認知の発達が脳機能のどのような発達に基づくのかを明らかにする研究はまだまだ道半ばといったところです。

本書では、㈠認知発達の特性とその神経基盤、㈡発達障害の脳内メカニズムに関して可能な限り発達認知神経科学の最新の知見を盛り込むように努力しました。現在、国内では認知発達の神経科学的な仕組みに関する書物はほとんどありません。一方で海外に目を向けると、心理学の教科書はそのほとんどが最初に脳の構造と仕組みを解説しています。現在の心理学において脳科学の知見は不可欠であるといえますし、実際に多くの心理学者は自らも脳研究（特に脳イメージング研究）に携わっています。しかしながら残念なことに、特に我が国においては、認知発達の研究者と脳科学や神経科学の研究者の間に交流さえも見られないのが現状です。本書で紹介したように、近年は世界的にも発達認知神経科学の分野が急速に発展を見せつつあり、発達心理学と脳科学を融合させて、人間がこのような発達を遂げる背景にどんな原理がはたらいているのかを説明する発達原理を考え始める好機であるといえます。そこで、このような国内外でのギャップが少しでも埋まってくれれば、という思いから本書を執筆することにしました。一人でも多くの人に認知発達とその脳内メカニズムに関心を寄せていただければ、と願っております。本書がそうした研究の現状を理解する一助となれば幸いです。

最後に、本書の原稿を丁寧に見ていただき、多くのコメントをいただきました京都大学の吉田千里先生、岩渕俊樹研究員には深く感謝致します。また本書を出版するにあたり、ミネルヴァ書房の大西咲子さんには大変お世話になりました。記して感謝いたします。

平成二五年七月　船鉾町にて

乾　敏郎

叢書・知を究める

①脳科学からみる子どもの心の育ち　乾　敏郎 著
②戦争という見世物　木下直之 著
③福祉工学への招待　伊福部 達 著
④日韓歴史認識問題とは何か　木村　幹 著
⑤堀河天皇吟抄　朧谷　寿 著
⑥人間《ひと》とは何ぞ　沓掛良彦 著
⑦18歳からの社会保障読本　小塩隆士 著
⑧自由の条件　猪木武徳 著
⑨犯罪はなぜくり返されるのか　藤本哲也 著
⑩「自白」はつくられる　浜田寿美男 著
⑪ウメサオタダオが語る、梅棹忠夫　小長谷有紀 著

ミネルヴァ通信
KIWAMERU
「究」

■人文系・社会科学系などの垣根を越え、読書人のための知の道しるべをめざす雑誌

主な執筆者　植木朝子　臼杵　陽　河合俊雄　小林慶一郎
新宮一成　砂原庸介　西谷公明　藤田結子　古澤拓郎
簑原俊洋　毛利嘉孝　＊敬称略・五十音順　（二〇一七年四月現在）

毎月初刊行／A5判六四頁／頒価本体三〇〇円／年間購読料三六〇〇円

《著者紹介》

乾　敏郎（いぬい・としお）

大阪大学大学院基礎工学研究科修士課程修了後，国際電気通信基礎技術研究所主幹研究員，京都大学文学部哲学科心理学教室助教授，京都大学文学部教授，京都大学大学院情報学研究科教授を経て，追手門学院大学心理学部教授，京都大学名誉教授。文学博士，工学修士。日本認知心理学会常務理事，日本神経心理学会理事。日本高次脳機能障害学会評議員，日本神経眼科学会評議員，日本ヒト脳機能マッピング学会運営委員，日本学術会議連携会員。

専　門　言語・非言語コミュニケーション機能の認知神経科学的研究に従事。健常成人の研究のみならず，発達原理の解明に向けた研究やコミュニケーション障害の脳内メカニズムに関する研究などを行っている。

著　書『イメージ脳』岩波書店，2009年。
『Q&A でわかる脳と視覚――人間からロボットまで』サイエンス社，1993年。

訳　書『脳の学習力――子育てと教育へのアドバイス』（共訳）岩波書店，2006年，ほか多数。

叢書・知を究める①
脳科学からみる子どもの心の育ち
――認知発達のルーツをさぐる――

2013年10月20日　初版第1刷発行　〈検印省略〉
2017年8月25日　初版第4刷発行

定価はカバーに
表示しています

著　者　乾　敏郎
発行者　杉田啓三
印刷者　田中雅博

発行所　株式会社　ミネルヴァ書房
607-8494　京都市山科区日ノ岡堤谷町1
電話代表（075）581-5191
振替口座 01020-0-8076

創栄図書印刷・新生製本

ISBN978-4-623-06778-7
Printed in Japan

人名索引

あ 行

か 行

さ 行

た 行

は 行

ま　行

や・ら　行

事項索引

あ　行

か　行

さ　行

た　行

な　行

は　行

ま　行

や　行

ら・わ　行

欧文略語

参考文献

序

ウィーナー，N.（1956）サイバネティックスはいかにして生まれたか．鎮目恭夫（訳）みすず書房．Wiener, N.（1956）*I Am a Mathematician*. New York, NY：Doubleday & Co. Inc.

ウィーナー，N.（1962）サイバネティックス——動物と機械における制御と通信［第２版］．池原止戈夫，彌永昌吉，室賀三郎，戸田巌（訳）岩波書店．Wiener, N.（1948）*Cybernetics or control and communication in the animal and the machine*, 1st Edition.; 2nd Edition（1961）New York, NY：John Wiley & Sons, Paris Hermannet Cie.

第Ⅰ部

第一章

Bienenstock, E. L., Cooper, L. N., and Munro, P. W.（1982）Theory for the development of neuron selectivity：Orientation specificity and binocular interaction in visual cortex. *The Journal of Neuroscience*, 2, 32-48.

Chi, J. G., Dooling, E. C., and Gilles, F. H.（1977）Gyral development of the human brain. *Annals of Neurology*, 1, 86-93.

Eswaran, H., Lowery, C. L., Wilson, J. D., Murphy, P., and Preissl, H.（2004）Functional development of the visual system in human fetus using magnetoencephalography. *Experimental Neurology*, 190, S52-S58.

Linsker, R.（1988）Self-organization in a perceptual network. *Computer*, 21, 3, 105-117.

Yonas, A., Granrud, C. E., and Pettersen, L.（1985）Infants' sensitivity to relative size information for distance. *Developmental Psychology*, 21,

161-167.
マー，D.（1987）ビジョン——視覚の計算理論と脳内表現．乾敏郎，安藤広志（訳）産業図書．Marr, D.（1982）*Vision : A computational investigation into the human representation and processing of visual information.* New York, NY：W. H. Freeman & Company.

第二章

Azumendi, G. and Kurjak, A.（2003）Three-dimensional and four-dimensional sonography in the study of the fetal face. *The Ultrasound Review of Obstetrics and Gynecology*, 3, 160-169.
Baron-Cohen, S., Harrison, J., Goldstein, L. H., and Wyke, M.（1993）Coloured speech perceptional：Is synaesthesia what happens when modularity brakes down? *Perception*, 22, 4, 419-426.
Kurjak, A., Azumendi, G., Veček, N., Kupešic, S., Solak, M., Varga, D., and Chervenak, F.（2003）Fetal hand movements and facial expression in normal pregnancy studied by four-dimensional sonography. *Journal of Perinatal Medicine*, 31, 496-508.
Kurjak, A., Carrera, J. M., Medic, M., Azumendi, G., Andonotopo, W., and Stanojevic, M.（2005）The antenatal development of fetal behavioral patterns assessed by four-dimensional sonography. *The Journal of Maternal-Fetal and Neonatal Medicine*, 17, 401-416.
Meltzoff, A. N. and Borton, R. W.（1979）Intermodal matching by human neonates. *Nature*, 282, 403-404.
サックス，O.（1992）妻を帽子とまちがえた男．高見幸郎，金沢泰子（訳）晶文社．Sacks, O.（1985）*The man who mistook his wife for a hat.* London：John Farquharson.

第三章

Blakemore, S. J., Wolpert, D. M., and Frith, C. D.（1998）Central cancellation of self-produced tickle sensation. *Nature Neuroscience*, 1, 635-640.
Desmurget, M. and Sirigu, A.（2009）A parietal-premotor network for movement intention and motor awareness. *Trends in Cognitive*

Science, 13, 411-419.
Duhamel, J. R., Colby, C. L., and Goldberg, M. E.（1992）The updating of the representation of visual space in parietal cortex by intended eye movements. *Science*, 255, 90-92.
Gilmore, R. O. and Johnson, M. H.（1997）Egocentric action in early infancy：Spatial frames of reference for saccades. *Psychological Science*, 8, 224-230.
Hiraki, K., Shimada, S., Shinohara, M., and Dan, N.（2004）Detection of temporal contingency during infancy. Proceedings of the 14th international conference on infant studies.
Houde, J. F., Nagarajan, S. S., Sekihara, K., and Merzenich, M. M.（2002）Modulation of the auditory cortex during speech：An MEG study. *Journal of Cognitive Neuroscience*, 14, 1125-1138.
Marticainen, M. H., Kaneko, K., and Hari, R.（2005）Suppressed responses to self-triggered sounds in the human auditory cortex. *Cerebral Cortex*, 15, 299-302.
Merriam, E. P., Genovese, C. R., and Colby, C. L.（2003）Spatial updating in human parietal cortex. *Neuron*, 39, 361-373.
Ogawa, K. and Inui, T.（2007）Lateralization of the posterior parietal cortex for internal monitoring of self-versus externally generated movements. *Journal of Cognitive Neuroscience*, 19, 1827-1835.
Ogawa, K., Inui, T., and Sugio, T.（2007）Neural correlates of state estimation in visually guided movements：an event-related fMRI study. *Cortex*, 43, 289-300.
von Holst, E. and Mittelstaedt, H.（1973）The reafference principle（Interaction between the central nervous system and the periphery）. *The Behavioural Physiology of Animals and Man : The Selected papers of Erich von Holst*. Translated by Robert Martin, London：Methuen, 139-173.
乾敏郎（2007）イメージ生成とイメージ障害の認知脳理論．現代思想，5, 233-245.
ウェルナー，H. &カプラン，B.（1974）シンボルの形成——言葉と表現への

有機—発達論的アプローチ．柿崎祐一（監訳）ミネルヴァ書房．Werner, H. and Kaplan, B.（1974）*Symbol formation : An organismic-developmental approach to language and the expression of thought.* New York, NY：John Wiley & Sons.

トマセロ，M.（2006）心とことばの起源を探る——文化と認知．大堀嘉夫，中澤恒子，西村義樹，本多啓（訳）勁草書房．Tomasello, M.（1999）*The cultural origins of human cognition.* Cambridge, MA：Harvard University Press.

宮崎美智子，開一夫（2009）自己像認知の発達——「いま・ここ」にいる私．開一夫，長谷川寿一（編）ソーシャルブレインズ——自己と他者を認知する脳，東京大学出版会，39-55.

第四章

Allison, T., Puce, A., and McCarthy, G.（2000）Social perception from visual cues: role of the STS region. *Trends in Cognitive Sciences*, 4, 267-278.

Baron-Cohen, S., Leslie, A. M., and Frith, U.（1986）Mechanical, behavioural and intentional understanding of picture stories in autistic children. *British Journal of Developmental Psychology*, 4, 113-125.

Brass, M., Ruby, P., and Spengler, S.（2009）Inhibition of imitative behaviour and social cognition. *Philosophical Transactions of The Royal Society*. B, 364, 2359-2367.

Castelli, F., Frith, C., Happe, F., and Frith, U.（2002）Autism, Asperger syndrome and brain mechanisms for the attribution of mental states to animated shapes. *Brain*, 125, 1839-1849.

Degos, J. D. and Bachoud-Levi, A. C.（1995）La désignation et son objet pour une neuropsychologie de l'objectivation. *Revue Neurologique*, 154, 283-290.

Di Pellegrino, G., Fadiga, L., Fogassi, L., Gallese, V., and Rizzolatti, G.（1992）Understanding motor events：A neurophysiological study. *Experimental Brain Reseach*, 91, 176-180.

Kugiumutzakis, G.（1999）Genesis and development of early infant mimesis

to facial and vodal models. In Nadel, J. and Butterworth, G. (Eds.) *Imitation in infancy*. Cambridge : Cambridge University Press, 36-59.

Luo, Y. (2011) Do 10-month-old infants understand others' false beliefs? *Cognition*, 121, 289-298.

Meltzoff, A. N. and Moore, M. K. (1977) Imitation of facial and manual gestures by human neonates. *Science*, 198, 75-78.

Meltzoff, A. N. and Moore, M. K. (1997) Explaining facial imitation : A theoretical model. *Early Development and Parenting*, 6, 179-192.

Ogawa, K. and Inui, T. (2011) Neural representation of observed actions in the parietal and premotor cortex. *Neuroimage*, 56, 728-735.

Ogawa, K. and Inui, T. (2012) Multiple neural representations of object-directed action in an imitative context. *Experimental Brain Research*, 216, 61-69.

Ruby, P. and Decety, J. (2001) Effect of subjective perspective taking during simulation of action : A PET investigation of agency. *Nature Neuroscience*, 4, 546-550.

Spunt, R. P., Satpute, A. B., and Lieberman, M. D. (2011) Identifying the what, why, and how of an observed action : An fMRI study of mentalizing and mechanizing during action observation. *Journal of Cognitive Neuroscience*, 23, 63-74.

Umiltà, M. A., Kohler, E., Gallese, V., Fogassi, L., Fadiga, L., Keysers, C., and Rizzolatti, G. (2001) I know what you are doing : A neurophysiological study. *Neuron*, 31, 155-165.

van Baaren, R. B., Holland, R. W., Steenaert, B., and van Knippenberg, A. (2003) Mimicry for money : Behavioral consequences of imitation. *Journal of Experimental Social Psychology*, 39, 393-398.

van Baaren, R. B., Holland, R. W., Kawakami, K., and van Knippenberg, A. (2004) Mimicry and prosocial behavior. *Psychological Science*, 15, 71-74.

Vinter, A. (1986) The role of movement in eliciting early imitations. *Child Development*, 57, 66-71.

トマセロ, M. (2006) 心とことばの起源を探る――文化と認知. 大堀嘉夫,

中澤恒子，西村義樹，本多啓（訳）勁草書房．Tomasello, M.（1999）*The cultural origins of human cognition.* Cambridge, MA：Harvard University Press.

第五章

Baron-Cohen, S.（1995）*Mindblindness : An essay on autism and theory of mind.* Cambridge, MA：The MIT Press.

Bates, E. and Goodman, J. C.（1999）On the emergence of grammar from the lexicon. In MacWhinney, B.（Ed.）*The emergence of language*, Hillsclale, NJ：Lawrence Erlbauum, 29–80.

Benedict, H.（1979）Early lexical development：Comprehension and production. *Journal of Child Language*, 6, 183–200.

Camaioni, L., Castelli, M. C., Longobardi, E., and Volterra, V.（1991）A parent report instrument for early language assessment. *First Language*, 11, 345–358.

Dominey, P. F., Inui, T., and Hoen, M.（2009）Neural network processing of natural language: II. Towards a unified model of corticostriatal function in learning sentence comprehension and non-linguistic sequencing. *Brain and Language*, 109, 2-3, 80–92.

Harris, M., Barlow-Brown, F., and Chasin, J.（1995）The emergence of referential understanding：pointing and the comprehension of object names. *First Language*, 15, 19–34.

Mandler, J. M.（1992）How to build a baby：II. Conceptual primitives. *Psychological Review*, 99, 587–604.

Saffran, J. R., Aslin, R. N., and Newport, E. L.（1996）Statistical learning by 8-month-old infants. *Science*, 274, 1926–1928.

Schank, R. C.（1975）*Conceptual Information Processing.* Amsterdam：North-Holland Publishing Company.

Starkey, D.（1981）The origins of concept formation：Object sorting and object preference in early infancy. *Child Development*, 52, 489–497.

Thom, R.（1977）*Stabilite Structurelle et Morphogenese*, Paris：Inter Editions. 彌永昌吉，宇敷重広（訳）（1980）構造安定性と形態形成．岩

波書店．347-392.
乾敏郎（2010）言語獲得と理解の脳内メカニズム．動物心理学研究，60，1，59-72.
江尻桂子（2000）乳児における音声発達の基礎過程．風間書房．
小椋たみ子（2001）言語獲得と認知発達．乾敏郎，安西祐一郎（編）認知科学の新展開３，運動と言語，岩波書店，87-126.
トマセロ，M.（2006）心とことばの起源を探る――文化と認知．大堀壽夫，中澤恒子，西村義樹，本多啓（訳）勁草書房．Tomasello, M.（1999）*The cultural origins of human cognition.* Cambridge, MA：Harvard University Press.
藤田耕司（2012）統語演算能力と言語能力の進化．藤田耕司，岡ノ谷一夫（編）進化言語学の構築――新しい人間科学を目指して．ひつじ書房．

認知発達過程再考

Bednar, J. A. and Miikkulainen, R.（2003）Learning innate face preferences. *Neural Computation*, 15, 1525-1557.
Meaney, M. J. and Szyf, M.（2005）Environmental programming of stress responses through DNA methylation：Life at the interface between a dynamic environment and a fixed genome. *Dialogues in Clinical Neuroscience*, 7, 103-123.
乾敏郎（2011）コミュニケーション機能の発達と障害．神経心理学，27，8-18.
乾敏郎，小川健二（2010）認知発達の神経基盤――生後８ヶ月まで．心理学評論，52，4，576-608.
國吉康夫，寒川新司，塚原祐樹，鈴木真介，森裕紀（2010）人間的身体性に基づく知能の発生原理解明への構成論的アプローチ．日本ロボット学会誌，28，415-434.

第Ⅱ部

第一講

Buckley, A. W., Rodriguez, A. J., Jennison, K., Buckley, J., Thurm, A., Sato,

S., and Swedo, S. (2010) Rapid eye movement sleep percentage in children with autism compared with children with developmental delay and typical development. *Archives of Pediatrics & Adolescent Medicine*, 164, 1032-1037.

Gorina, A. S., Kolesnichenko, L. S., and Mikhnovich, V. I. (2011) Catecholamine metabolism in children with Asperger's and Kanner's syndromes. *Biochemistry (Moscow) Supplement Series B : Biomedical Chemistry*, 5, 397-401.

Gu, Q. (2002) Neuromodulatory transmitter systems in the cortex and their role in cortical plasticity. *Neuroscience*, 111, 4, 815-835.

Hobson, J. A. (2009) REM sleep and dreaming : Towards a theory of protoconsciousness. *Nature Reviews Neuroscience*, 10, 803-814.

Lam, K. S. L., Aman, M. G., and Arnold, L. E. (2006) Neurochemical correlates of autistic disorder : A review of the literature. *Research in Developmental Disabilities*, 27, 254-289.

Limoges, E., Mottron, L., Bolduc, C., Berthiaume, C., and Godbout, R. (2005) Atypical sleep architecture and the autism phenotype. *Brain*, 128, 1049-1061.

第二講

Barttfeld, P., Wicker, B., Cukier, S., Navarta, S., Lew, S., and Sigman, M. (2011) A big-world network in ASD : Dynamical connectivity analysis reflects a deficit in long-range connections and an excess of short-range connections. *Neuropsychologia*, 49, 254-263.

Herbert, M. R., Ziegler, D. A., Makris, N., Filipek, P. A., Kemper, T. L., Normandin, J. J., Sanders, H. A., Kennedy, D. N., and Caviness, V. S. Jr. (2004) Localization of white matter volume increase in autism and developmental language disorder. *Annals of Neurology*, 55, 530-540.

第三講

Barttfeld, P., Wicker, B., Cukier, S., Navarta, S., Lew, S., and Sigman, M. (2011) A big-world network in ASD : Dynamical connectivity analysis

reflects a deficit in long-range connections and an excess of short-range connections. *Neuropsychologia*, 49, 254-263.
Herbert, M. R., Ziegler, D. A., Makris, N., Filipek, P. A., Kemper, T. L., Normandin, J. J., Sanders, H. A., Kennedy, D. N., and Caviness, V. S. Jr. (2004) Localization of white matter volume increase in autism and developmental language disorder. *Annals of Neurology*, 55, 530-540.
Yizhar, O., Fenno, L. E., Prigge, M., Schneider, F., Davidson, T. J., O'Shea, D. J., Sohal, V. S., Goshen, I., Finkelstein, J., Paz, J. T., Stehfest, K., Fudim, R., Ramakrishnan, C., Huguenard, J. R., Hegemann, P., and Deisseroth, K. (2011) Neocortical excitation/inhibition balance in information processing and social dysfunction. *Nature*, 477, 171-178.
NHK 取材班（1993）脳の構造 1（基本構造と名称）. 養老猛（監修）NHK サイエンススペシャル　驚異の小宇宙・人体Ⅱ　脳と心 1――心が生まれた惑星：進化, NHK 出版, 22-23.

第四講

Juranek, J., Filipek, P. A., Berenji, G. R., Modahl, C., Osann, K., and Spence, M. A. (2006) Association between amygdala volume and anxiety level : magnetic resonance imaging (MRI) study in autistic children. *Journal of Child Neurology*, 21, 1051-1058.
Kawasaki, H., Adolphs, R., Kaufman, O., Damasio, H., Damasio, A. R., Granner, M., Bakken, H., Hori, T., and Howard III, M. A. (2001) Single-neuron responses to emotional visual stimuli recorded in human ventral prefrontal cortex. *Nature Neuroscience*, 4, 15-16.
ルドゥー, J. (2003) エモーショナル・ブレイン――情動の脳科学. 松本元, 川村光毅ほか（訳）東京大学出版会. LeDoux, J. (1996) *The emotional brain : The mysterious underpinnings of emotional life.* Simon & Schuster.

第五講

Amaral, D. G. and Price, J. L. (1984) Amygdalo-cortical projections in the monkey (Macaca fascicularis). *The Journal of Comparative*

Neurology, 230, 465-496.
Grèzes, J., Wicker, B., Berthoz, S., and de Gelder, B. (2009) A failure to grasp the affective meaning of actions in autism spectrum disorder subjects. *Neuropsychologia*, 47, 1816-1825.
Inui, T. (2013) Toward a unified framework for understanding the various symptoms and etiology of autism and Williams syndrome. *Japanese Psychological Research*, 55, 99-117.
Kana, R. K., Keller, T. A., Cherkassky, V. L., Minshew, N. J., and Just, M. A. (2009) Atypical frontal-posterior synchronization of theory of mind regions in autism during mental state attribution. *Social Neuroscience*, 4, 135-152.
Van Overwalle, F. (2009) Social cognition and the brain：A meta-analysis. *Human Brain Mapping*, 30, 829-858.
乾敏郎（2009）イメージ脳．岩波書店．

第六講

Bates, J. E., Bennett Freeland, C. A., and Lounsbury, M. L. (1979) Measurement of infant difficultness. *Child Development*, 50, 794-803.
Cloninger, C. R. (1997) A psychobiological model of personality and psychopathology. *Japanese Society of Psychosomatic Medicine*, 37, 91-102.
中島俊思，辻井正次（2010）低出生体重児の気質的特性に関する研究：ICQ の保護者評定と課題場面の第三者評定による比較検証．中京大学現代社会学部紀要，4，209-221.

あとがき

ウェルナー，H. & カプラン，B.（1974）シンボルの形成——言葉と表現への有機―発達論的アプローチ．柿崎祐一（監訳）ミネルヴァ書房．Werner, H. and Kaplan, B. (1963) *Symbol formation：An organismic-developmental approach to language and the expression of thought.* New York, NY：John Wiley & Sons.
エルマン，J. L.，ベイツ，E. A.，ジョンソン，M. H.，カーミロフ-スミス，A.,

パリジ，D., &プランケット，K.（1998）認知発達と生得性――心はどこから来るのか．乾敏郎，今井むつみ，山下博志（訳）共立出版．Elman, J. L., Bates, E. A., Johnson, M. H., Karmiloff-Smith, A., Parisi, D., and Plunkett, K.（1996）*Rethinking innateness : A connectionist perspective on development.* Cambridge, MA: The MIT Press.

フォン・ベルタランフィ，L.（1971）人間とロボット――現代世界での心理学．長野敬（訳）みすず書房．von Bertalanffy, L.（1967）*Robots, men and mind:Psychology in the modern world.* New York, NY：George Braziller.